U0207005

卷耳药香·浅尝

主　编／**陈仁寿**

副主编／**梅　雨**

编　委／**马可迅　施　铮　王耀帅**

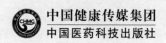

中国健康传媒集团

中国医药科技出版社

内容提要

本书为《青囊》第四辑，共收录文章16篇，有关于中医人物考证的"曹颖甫与经方""心不精脉，时时失之——'仓公脉学'析""从章次公到朱良春""关中鸿儒，杏林一杰：军门武之望""吴门名医薛生白的快意人生""医志风骨——明末清初士人群体的医学情怀"；有关于本草中药类的"茶茗里的养生文化""古往今来话阿胶"；有关于中医文化类的"晚清民国时期的商务印书馆与中医""可怜人，无情药：《红楼梦》中的贾瑞与林黛玉""宋代风俗医疗画：李唐《村医图》""现代数理概念在传统中医的体现"；有关特殊疗法的"古今中外刺血疗法"；延续栏目"中医随笔"和药用植物与历史名人等内容。全文资料丰富，图文并茂，融学术性与科普性于一体，适合用中医药工作者、学生与爱好者阅读。

图书在版编目（CIP）数据

青囊·卷耳药香·浅尝 / 陈仁寿主编. — 北京 ： 中国医药科技出版社，2019.5
ISBN 978-7-5214-1040-2

Ⅰ．①青… Ⅱ．①陈… Ⅲ．①中国医药学－古籍－研究－丛刊 Ⅳ．①R2-55

中国版本图书馆CIP数据核字（2019）第050207号

美术编辑　　陈君杞
版式设计　　大隐设计

出版　　中国健康传媒集团　中国医药科技出版社
地址　　北京市海淀区文慧园北路甲22号
邮编　　100082
电话　　发行：010-62227427　　邮购：010-62236938
网址　　www.cmstp.com
规格　　958×650mm $^{1}/_{16}$
印张　　14 $^{1}/_{2}$
字数　　184千字
版次　　2019年5月第1版
印次　　2019年5月第1次印刷
印刷　　北京盛通印刷股份有限公司
经销　　全国各地新华书店
书号　　ISBN 978-7-5214-1040-2
定价　　39.00元

获取新书信息、投稿、为图书纠错，请扫码联系我们。

出品人 / **吴少祯**

策划人 / **赵燕宜**

编 辑 / **马 进**

投稿热线 / **025-85811732 010-83023737**

投稿邮箱 / **yykj601@163.com hanziying@163.com**

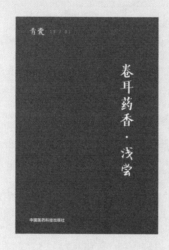

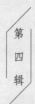

分享中医故事 感受中国文化

序

丰富的中医，丰厚的《青囊》

从事中医文献的研究几十年，对中医的感受之一就是"丰富"。中医是一个太丰富的学科，它是多维度、多层次的，因此对中医的学习和研究，也需要多维度的方法，才能进入这个独特的医学体系。

文献的古奥，历史的深邃，科学的严谨，技术的多样，文化的深厚，这些在中医这个学科中都能够体现，因此，学好中医，研究中医，需要多种知识结构的"统合"。古代名医，无一不强调博学多闻，强调"才高识妙"。这就需要多读书。

一部中医发展史，也是一部名医读书史。孙思邈在《大医习业》中说："凡欲为大医，必须谙《素问》《甲乙》《黄帝针经》、明堂流注、十二经脉、三部九候、五脏六腑、表里孔穴、本草药对、张仲景、王叔和、阮河南、范东阳、张苗、靳邵等诸部经方……又须涉猎群书……若能具而学之。"《医灯续焰·医范》中说："夫为医者，在读书耳。读而不能为医者有矣，未有不读而能为医者也。"《神农本草经疏·祝医五则》中说："凡为医师，当先读书。"《本草问答》中说："读书破万卷，灵素熟胸藏。"……古代名医对读书的强调，不绝于耳。

南京中医药大学在中医药文献研究所陈仁寿所长的带领下，由一批青年教师组成了青囊读书会，他们秉承了这种读书的传统，坚持读书，探讨义理，分享心得。读书的内容也是十分丰富的，有医理的探讨，有文化的体悟，有历史的发掘……两周一次的读书会，已经坚持了100期，在中医界也产生了很大的影响，并且定期出版中医读物——《青囊》。

青囊这个名字取得很好，它既是指盛书的袋子，也是中医的别名。这一别名的来源与三国时期的名医华佗有关。据说，华佗被曹操杀害前，将所著医书装在青囊中送与狱吏。华佗死后，狱吏亦行医，使华佗的部分医术流传下来，据此，后人用"青囊"代指中医。后世的很多诗词中都提到了"青囊"。唐代刘禹锡"案头开缥帙，肘后检青囊。"清代吴敬梓的《移家赋》："爱负耒而横经，治青囊而业医。"青囊，用作一个读书会的名字和一本中医读物的名称，再合适不过。

我觉得很有意思的是，青囊读书会和《青囊》读物，隐隐的对应了"文献"的最初含义。

"文献"一词最早见于《论语·八佾》，南宋朱熹《四书章句集注》认为"文，典籍也；献，贤也"。文指典籍文章，献指的是能够讲述见闻、言论、礼仪和自己的经历的"贤人"。青囊读书会汇集了一大批热爱中医、研究中医的人，他们在这样一个读书会上讲述自己对中医的研究的成果，讲述自己的文化思考、临床经验、医史探索等等，这是"献"；而《青囊》一书汇集了中医中的很多优秀的文章，这是"文"。一个是文，一个是"献"，共同丰富了中医的思考和研究。《青囊》读物也让这样一个读书会超越了时空的限制，在更大的范围内与更多人交流与分享。

《青囊》系列丛书已经出过三本，我读了前面的几本，觉得书的定位和内容，让我耳目一新。它不是纯学术的读物，却有着纯学术的严谨，有的文章还涉及比较前沿的研究；它不是纯科普读物，却也能让非中医专业的人士读过后有了中医科普的收获；它不是文学读物，却也能够感受到文学的魅力。这样一本形式新颖，内容多样的中医读物，以其自身的丰富，来对应着中医的丰富。

我也期待着青囊读书会越办越好，也祝愿《青囊》能够一本本的出版，有越来越多的好文章。

因此，我乐为之序。

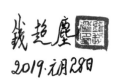
2019·元月28日

前言

即将迎来青囊读书会第 100 期的时候，收到了《青囊》第四辑的清校稿。如每一期青囊读书会策划之时，心中总有忐忑与不安、不知道主题能否引起大家的共鸣一样，在每一期的《青囊》出版前夕，校对着一篇篇清样，兴奋中还是有点迟疑，希望不要漏掉任何一个别字，一句错话，更希望每篇文章，能给读者带来有趣的故事、有意义的话题与信息，从此喜欢上我们的《青囊》。

《青囊》丛书从第一辑到第四辑出版周期较长，是因为无论作者、审稿人，还是出版社都是精雕细琢，从选题到编排凝聚了作者与编辑的一份心血，希望得到读者的喜爱。在稿件与主题的选择过程中，我们依然遵循最初的想法，希望学术问题通俗化，科普问题学术化，内容追求流畅简洁、雅俗共赏，装帧体现精致素朴、清新脱俗，希望我们的《青囊》与我们的读书会一样，成为中医药文化传播中的一股清流，沁人心脾，回味无穷！

本辑共收载文章 16 篇，以"人物与中医"为议题占据主要篇幅，如民国名医曹颖甫与经方的故事，其中有曹先生悲壮的抗战事迹，令人感动；章次公、朱良春一对师徒近八十年情谊与传承佳话，给今人所留下的"章朱学派"，令人敬佩；吴门医派的代表人物薛生白的"快意人生"，令人回味；关中鸿儒，军人武之望，编纂妇科专著《济阴纲目》，堪称传奇，令人惊叹；"医之风骨"一文中祁彪佳、傅山、方以智三位明末清初士人之习医成因与行医风格，以及远大抱负，可以启迪今日医者；晚清民国时期作为最大文化机构的商务印书馆与中医药的关系复杂，众多编辑中既有反对中医的急先锋，也有维护中医的中流砥柱，反映了当时十分激烈的中西医之争；连载"药用植物与历史名人"，继续介绍王羲之、白居易、洪忠宣与中药的故事，具有趣味性。此外，还有对"苍公脉学"的解析，追溯经脉理论的产生年代；通过对现代数理概念在传统中医的体现，可以发现传统中医与当代科学的前沿思想存在着很多不谋而合的地方；中医男科的产生，既是道德模式的转变，更可以看成中国社会在改革开放前后巨大变迁的一个缩影；对中外刺血疗法的考量，从曾经的盛行到今天的争议与取舍，表明一些疗法的产生与存在均具有历史与医疗的根源，需要科学对待。"茶茗里的养生文化"以及"古往今来话阿胶"两文更是从如今社会的热点问题出发，详细阐述了中国茶文化的源远流长以及当今进补阿胶的过分炒作。

本期的《青囊》依旧体现了"医文交融"，如对宋代画家李唐《村医图》的解析，可以了解当时走方医、手术、麻醉药、膏药的状态，领略宋代医疗的具体场景；"可怜人，无情药"，以全新的角度分析《红楼梦》中的贾瑞与林黛玉之死因，认为"惧虚与滥补"是其根源，此分析对今日养生亦有警示作用；本身具有诗性的"中医随笔"两则，认为中医语言是一门充满诗性的学问，且中医学是一门"涵远"的学问，内含天地与人体相应的大生命意识。

由于篇幅所限，每一期的组稿不能全部收集其中，从内容的主题考虑出发，因此一些稿件只能在下一期刊登，敬请作者谅解！

由于从《青囊》的风格出发，对于一些稿件的题目与其中的小标题在审稿时有时会略作修改，并得到作者的理解与同意，深表感谢！

由于水平有限，稿件中依然会存在疏漏与错误，敬请读者批评指正，以便今后再版时修改。

感谢每一位支持我们读者与作者！

陈仁寿

2019.2

目　录

曹颖甫与经方

⊛ 陈仁寿

　　江苏近代名医群英荟萃，许多名家的学术思想与临证经验至今都为中医界称道并学习，其中江阴的曹颖甫可谓医中翘楚，他对《伤寒杂病论》及仲景经方的研究与成就，今人赞许颇多，也常借鉴，现代中医大家、中医各家学说的创始人任应秋先生，称之为"近代一个纯粹的经方家"。2017年12月上旬笔者曾被邀请参加"中国江阴国际经方论坛暨著名经方家曹颖甫先生遇难80周年纪念活动"，并做关于"曹颖甫使用仲景经方的思路与启示"的学术报告，其间抽空前往位于江阴中医院附近的江阴市司马街25号曹颖甫故居拜谒，这是一座明清风格的建筑，故居中有简要的曹颖甫生平与学术成就介绍。站在故居前面的曹颖甫雕塑旁，和这样一位距离今天已近百年、至今仍然影响着临床用药的大家合影留念，崇敬之情油然而生，既佩服他的坚持执着，又敬重其对《伤寒论》《金匮要略》的发微研究和对经方的灵巧使用，更为其传奇而悲壮的一生而赞叹。无论其做人与成才，还是诊病与用药，均是今天的我们中医后生们学习的榜样。

曹颖甫的传奇一生

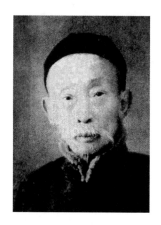

图 1：曹颖甫像

⊙ 曹颖甫生平

曹颖甫，名家达，字尹孚，号鹏南，晚署掘巢老人，江苏江阴人。生于清同治五年（1866 年），逝于民国二十七年（1938 年），享年 72 岁（图 1）。

江阴，乃现今江苏省无锡市境内一个县级市，山之北、水之南为阴，因其地处"大江之阴"而得名，故江阴有江南之意，是一座滨江港口花园式的江南城市，相较于我国其他县级市经济发达，生活富裕。

江阴市有 1736 年的历史，它秉承于吴越文化，在悠久中沉积，因而人才辈出，名医层现。古人医文相通者颇多，曹颖甫的父亲即是一位精通中医的文化人，他"深通中医，家人患疾，从不延医，自家处方服药，无不霍然病瘥"，并认为"读书之暇，倘得略通医理，是亦济世之一术也！"曹颖甫耳濡目染，少年时就喜读医书，十二岁时读张隐庵的《伤寒论集注》，十三岁时习张仲景的《伤寒论》阳明篇，已有心得与感悟，并开始用伤寒经方为邻居和家人诊治疾病，每能取效，因而增加了学医行医的信心。

然而，曹颖甫毕竟生活于江南富裕家庭，行医并非是其家庭希望其所从事的主要职业，其家人和本人开始仅仅将诊病救人看作是一份爱好和善行而已，因此和大多数人一样，年轻时曹颖甫还是走上了科考之路，并精心钻研汉儒经学，以求功成名就。然而，曹颖甫追求仕途功名并非一帆风顺，虽于清光绪二十一年(1895年)29岁时中为举人(一说31岁)，但光绪甲辰(1904年)诏罢科举，征选知县不应，因此绝意于仕途，遂一心习经研医，从医行善，其间还教书育人，培养后人，并著书立说，以启后人，把一生贡献于中医伟业，直至遇难而终。

曹颖甫研究张仲景《伤寒论》《金匮要略》尤深，并著有《伤寒发微》《金匮发微》两书，并有反映其使用仲景经方临床经验的《经方实验录》《曹颖甫医案》，为其弟子根据他的医案编著而成。除医学著作外，尚有《古乐府评注》《诸子精华录》《气听斋诗集》《梅花诗集》《古文》《骈文》《词集》《丁甘仁先生作古纪念录》各若干卷，均是研究曹颖甫学术与思想的重要素材。

◉ 曹颖甫佚事

（1）医文并举

曹颖甫在研习经学与医学途中，受两个人物的影响较大，一是当时的嘉定房师①秦芍舫，一是著名的汉学大师、南菁书院的创建人黄以周，他们两人均既精通汉学，又深明医理，可谓以儒通医。曹氏和他们一样，在治经学的同时不断继续钻研医学，间或为人治病。其中在南菁学院的读书学习经历，为他以后的著书立说、创新医理奠定了扎实基础。读书期间曹颖甫的才华就开始显现，他善长辞章，于研求经训之外，肆力于诗文，作诗绝有奇气，不为古人所囿，别树一帜，同学称之为"诗文大家"，并有医界"诗、文、画三绝"之誉，此外曹氏还认真学绘画，尤其擅长画梅，咏梅以寄志。

---

① "房师"：明清时期，科举制度中，举人、进士对荐举本人试卷的考官的尊称。

曹颖甫绝意仕途之后，依旧心存济世，他于三十八岁时"慨然兴救世之志"，遂正式开始行医，以医学之道济世活人，印证了古代诸多仁人志士"不为良相，便为良医"的宽阔胸怀与远大抱负。在研习医学之中，曹颖甫尤精伤寒之学，经方之术，并以之救治病人无数，从而日益远近闻名。

（2）投身教育

当时的上海名医、孟河医派的代表人物丁甘仁十分欣赏曹颖甫的学识与医术，因此于1917年邀请其前往他一手创办的上海中医专门学校任教，主要讲授《伤寒论》和《金匮要略》课程，从而培养了一批优秀人才，如近代名医秦伯未、章次公、王一仁、沈石顽等均为其入门弟子。

在上海期间，曹颖甫热爱中医到了痴迷的程度，丁甘仁十分欣赏曹氏的才华与医术，于是两人的关系十分友善，常常相互讨论医学，成为莫逆之交，两人以培养中医人才为己任，以中医造福苍生为使命，一直不懈努力。1926年丁甘仁先生逝世，曹颖甫立志追随其创立的中医教育事业，坚持在学校任教，与他同时间任教的还有丁福保、陆渊雷、祝味菊等近代中医大家。

（3）积德行善

在教学之余，曹颖甫在上海慈善团体同仁辅元堂坐诊，前后有两年多时间。至1919年，曹颖甫在上海正式挂牌行医，此时他已年过五十，因此有人说他是"大器晚成"，其所著《伤寒发微》和《金匮发微》于1933年刊行问世，此时的他已67岁高龄。其实此说并不确切，因为很早时曹氏在中医方面就显现了突出的才华，具备了利用中医方法治病救人的本领。倒是他"活到老、学到老、行到老"的孜孜不倦的精神，值得人们学习与效仿。

曹颖甫挂牌行医时的上海，已是名医云集，而他初来乍到，名不见经传，加之不擅宣传，因此医务较为清淡。但曹颖甫有一颗仁爱之心，精诚之德，他严格按照唐代大医孙思邈《千金要方》"大医精诚"篇章中所要求的那样"凡

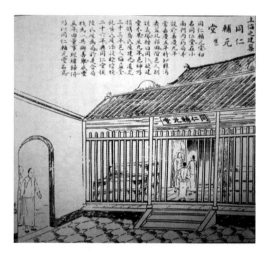

图2：同仁辅元堂，清末民国
上海的善堂之一

大医治病，必当安神定志，无欲无求，先发大慈恻隐之心，誓愿普救含灵之苦。若有疾厄来求救者，不得问其贵贱贫富，长幼妍蚩，怨亲善友，华夷愚智，普同一等，皆如至亲之想"，遂而他"以利济世人疾苦为事，亦不屑于诊金之多寡，以是贫病者咸感赖之。"

开始时，在上海应诊的病人大部分为劳动群众，诊疗收费极低，遇到十分贫困的病人，不但免费，有时还施以药材。考虑到病人的具体情况和药材的价格，曹颖甫所开处方用药精且少，体现了伤寒经方的特色，并且常常是一、二剂，疗效即"覆杯而愈"，这正是他巧妙地应用了经方所带来的既有疗效又经济实惠的结果。久而久之声名鹊起，受到病患的爱戴与歌颂。

（4）卖诗行医

也许有人要问，微薄的诊金收入，如何维持曹氏一家的生计？这的确是一个问题，然而，曹颖甫除了医术高明外，还书画双绝，行医之余，也常卖诗赈画来增加收入，再加上教书的收入足够维持家用。

著名的晚清民国时期国画家、书法家吴昌硕（公元1844—1927年）先生曾题写过"曹颖甫卖诗行医"，并为曹颖甫写过一首五言诗：

诗遒文字瘠，愁抱孝廉心。

雨雪寒如此，乾坤喘不任。

谭瀛盃变海，颂寿发胜簪。

三乐侪荣启，摊书当抚琴。

款识：拙巢先生属书，丙寅春老缶（音 fǒu）年八十三。

同为曹颖甫与吴昌硕的弟子诸文艺（公元 1899—1974 年）曾经也写过一篇长诗，名为《成仁篇》，收录于他的诗集《艺橘园诗稿》中。诗中深情地记述了曹颖甫卖诗行医的故事，以及他在门下求学的经历，还有曹颖甫怒骂日寇慷慨就义的大节。由此可见，曹颖甫与吴昌硕有过交集，很可能是经由诸氏兄弟的推荐而成。

《成仁篇》

作者：诸文艺

拙巢先生何落落，凤修内美人如玉。

孝廉船舶申江滨，近市一尘居亦足。

卖诗行医维吾素，饥驱不为物逐逐。

诗探赜隐禅可通，医能疗病难疗俗。

文章自有竹成胸，富贵何曾松梦腹。

当年尝造先生庐，降阶相揖情欢娱。

促膝倾谈吐胸臆，了无城府泛舟虚。

是时先生年尚壮，数茎须拂貌清癯。

蓄养有素气浩然，躬持礼义蹈诗书。

剧秦美新雅不屑，欲令风俗反唐虞。

芦沟炮响敌猖狂，先生卖棹返家乡。

无何敌冠复来犯，几回机弹摧江防。

先生被执不稍屈，戟指骂贼何激昂。

想见慷慨遇害时，义薄云汉心秋阳。

死愿步随典史烈，生不甘作承畴降。

不知有身知有国，民族正气撼三光。

国势存亡一发间，人心惶惑倒狂澜。

奴颜婢膝比比是，谁能卓立如丘山。

先生之死靡他志，白刃可蹈志不剡。

嵇绍血衣常山舌，对之当亦无愧颜。

英名从此足千古，光照史册长斑斓。

◉ 曹颖甫殉难

1937年"卢沟桥事变"后，全面抗战爆发，日寇侵华攻击上海，曹颖甫返回故里江阴。12月1日，江阴城陷，日寇烧杀平民无数，曹氏也不幸殉难。

关于曹颖甫的死因，以上《成仁篇》已有记述，是为日本人所害，但具体细节有两种说法，一是日寇占领江阴之后，欲借曹之声望，诱其担任维持会长而遭坚拒，恼羞成怒的日寇遂将曹颖甫害死。曹颖甫的学生、《经方实验录》的编著者姜佐景在其著作《伤寒论精简读本》附录中的《伤寒名著八家传介录》一篇即采信此说，并称之为医家殉难第一人，这是何等的壮烈。原文如下：

"廿六年抗战军兴，避难回江阴原籍。及淞沪沦陷，江阴继之，敌寇迫令出为地方维持会长，拒之再三。敌寇不可，慑之以兵。先生大骂不绝口，为敌枪杀死，其气节有如此者。抗战中，吾医家之死国难者，先生为第一人，盖死虽其事，殉非其职，此其尤难也。殉难时年七十余。"

另有一说，12月7日上午10时许，曹颖甫早餐以后，闷坐书房，修改诗稿，忽听得后门有急促踢门声响，随之立刻闯进四个日本兵，到处搜看。并冲进书房，对着曹氏叽哩呱啦一通日语，曹氏与日本兵语言不通，欲与他们笔谈。此时突然有一位妇女哭喊着逃进曹宅后门，穿过正厅，向前面楼屋里大门逃去。颖甫闻变，搁笔而起，手拄拐杖，走出书房，只见一个日本兵像疯狗一般追了过去。于是曹颖甫公顿时怒不可遏，挥动拐杖，厉声骂斥并拦阻日本兵追赶。那日本兵见追赶妇女不着，已疯狂之极，突见一个老叟当面拦骂，兽性发作，举枪便打。曹公胸脯中枪，双手捂住胸口。日本兵见他跟跄未倒，又挺起刺刀，向其腹部捅去，肚肠都溢于腹外，可见日寇的行径是何等残忍！虽此，曹公大义凛然，忍痛拄杖拦截并痛斥日寇，两天后（12月9日）因伤重气绝身亡。

不管是哪种说法，曹颖甫公认是为日寇所害，殉难日为一九三七年十二月七日。他不只因医名卓著而为后人所学，更以疾恶如仇的民族气节为后人所景仰。

曹颖甫的医学成就

曹颖甫一生传奇，历经坎坷，无论是他的民族气节，还是学术造诣，均是近代医界之楷模，而最为今人敬佩的还是他在中医界的医学成就，主要表现为著书立说以启迪后人，教书育人以培养医才，传承创新以发扬经典。

◎ 著书立说

曹颖甫出生一个读书人家，因而有机会很早就接触到医书，其中张仲景的《伤寒杂病论》对其影响极大，并有很多亲身的体会与感悟，从而认识到使用伤寒经方，有时能起到意想不到的效果。如16岁时曹父"病洞泄寒中，医者用芩连十余剂，病益不支，汗凝若膏，肤冷若石，魂恍恍而欲飞，体摇摇而若堕，一夕数惊，去死者盖无几矣。最后赵云泉先生来，投以大剂附子理中加吴萸丁香之属，甫进一剂，汗敛体温，泄止神定，累进之病乃告痊。云泉之言曰：今年太岁在辰，为湿土司天，又当长夏之令，累日阴雨，天人交困，证多寒湿，时医不读《伤寒·太阴篇》，何足与论活人方治哉！予自闻此语，然后知仲景方治果足脱人于险也。"（录自《经方实验录》序）

　　以上通过赵云泉用伤寒方为其父亲治病，曹颖甫看到了仲景经方的出奇神效。二十五岁时，曹氏赴试金陵，途中病倒，同行者略知医方，遂以藿香、佩兰之剂每日进服之，虽有汗出，却发热久久不除，抵达金陵之后，病情则更为加重。后经其表伯陈葆厚先生用桂枝白虎汤一服而愈，这可是曹颖甫亲身的经历，为此对伤寒经方更加坚信，"予至是，益信经方，然以家君子期望予掇取科名，未暇尽瘁研究"。在放弃科名之后，曹氏全身心投入到仲景学说的研究之中。既有丰富的临床经验与体会，再加上在上海中医专门学校从事《伤寒论》《金匮要略》教学的经历，曹颖甫对仲景学说的研究达到了相当高的境界。接下来进一步就是著作立说，撰写完成了《伤寒发微》《金匮发微》，他的弟子整理而成的《经方实验录》《曹颖甫医案》也是他学术思想与临证经验的充分体现。

（1）《伤寒发微》

　　《伤寒发微》初撰于1927年秋，此时作者曹颖甫已61岁，历时两年多，于1930年完成全稿。1931年在学生丁济华与沈石顽的资助与校对下，交由上海昌明医学社第一次刊印发行。

　　《伤寒发微》可谓曹颖甫40多年对《伤寒论》学习与研究之心得，内容理论与实践密切结合，观点精湛允当，注释条文、分析病机、讲解方药，多博引治验，以为佐证。他还善于会通《伤寒论》条文，以阐发经文微义，一洗浮论，专务实学，考据精详，见解独到，通俗易懂。对原文难以理解之处，或认为存在问题，往往加以评述，发表己见，充分反映了曹颖甫求是务实的精神，从而使之成为近代一部著名的《伤寒论》注本。全书不分卷，分为太阳篇、阳明篇、少阳篇、太阴篇、少阴篇、厥阴篇、霍乱篇、阴阳易瘥后劳复篇、痉湿暍篇。书中注释主要采张志聪、黄元御二家之说，兼取他家之长，并多能阐发己见而别具心得。

（2）《金匮发微》

《金匮发微》与《伤寒发微》于1927年几乎同时开始撰注，但《金匮发微》次年即已完稿。但其初稿因为抄工不慎，造成稿件散佚，未能及时刊行。直到1931年，曹氏整理残稿，续加注释，由其本人及长子抄录一遍，才得以恢复原书，并藏于家中。到了1936年，曹氏寿宴中，在众门人的请求下决定出版该书，由钱颂霞负责打理，交由上海医学出版局出版。

《金匮发微》对《金匮要略》二十二篇的原文加以注释，分别是脏腑经络先后病脉证第一、痉湿暍病脉证治第二、百合病狐惑阴阳毒病证治第三、疟病脉证并治第四、中风历节病脉证并治第五、血痹虚劳病脉证并治第六、肺痿肺痈咳嗽上气病脉证治第七、奔豚气病脉证治第八、胸痹心痛短气病脉证治第九、腹满寒疝宿食病脉证治第十、五脏风寒积聚病脉证并治第十一、痰饮咳嗽病脉证治第十二、消渴小便不利淋病脉证治第十三、水气病脉证并治第十四、黄疸病脉证并治第十五、惊悸吐衄下血胸满瘀血病脉证第十六、呕吐哕下利病脉证治第十七、疮痈肠痈浸淫病脉证并治第十八、趺蹶手指臂肿转筋狐疝蛔虫病脉证治第十九、妇人妊娠病脉证并治第二十、妇人产后病脉证治第二十一、妇人杂病脉证治第二十二。

《金匮发微》各篇内容力求提要钩玄，精湛允当，不标新立异，亦不拘泥于一家之言，既分析《金匮要略》原文精义，又结合本人临床心得以为佐证，同时还纠正了前人的一些误解、错误认识及不当注解。

《金匮发微》的最大特色就是书中附有大量的个人治验，突现其"考验实用"，将理论与实践完美结合，既充分体现了《金匮要略》的实用价值，又反映了曹氏对《金匮要略》的深刻认识，故而《金匮要略》是学习与理解《金匮要略》的极佳范本，值得收藏。

《伤寒发微》与《金匮要略》刊行之后，受到业内医家与学者的一致好评，求书者甚多，但因"《伤寒》《金匮》二书纸版，原存医学书局，亦以书肆易主，竟不知去向，书尽版毁，求书者以无书为苦"。

新中国成立之后，上海科技出版社的前身千顷堂书局委托曹颖甫门生钱颂霞策划再版两书，方得以于1956年4月《曹氏伤寒金匮发微合刊》正式出版，之后上海卫生出版社、上海科技出版社数次印刷。现国内其他出版社陆续也有出版发生，或为二书分别单行出版，或为两书合刊出版，也有将《经方实验录》一起合刊，名为《曹颖甫医学三书》，均得到了读者的广泛喜爱。

（3）《经方实验录》

《经方实验录》为曹颖甫师徒共同的医

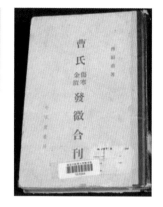

图 3 :《曹氏伤寒金匮发微合刊》书影

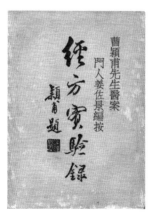

图 4 :《经方实验录》书影

案医话集，也是曹氏长期临床经验的缩影和荟萃。虽由其门人姜佐景编写，但"每案之成，必请吾师批阅一过，师直书批语于其后"，并"附以编者之医案笔记"，这就形成了该书既有医案，又有病例讨论，还有阐发学术观点的独特体例。受收医案以1934年到1936年间姜佐景随便诊的医案，还有部分为曹氏早年的治验，以及姜佐景个人的经验。

该书于1937年夏在上海首次刊行，1947年抗战胜利后上海千顷堂书再版。1949年姜佐景迁居台湾，10年后的1959年，姜氏于次校稿，由香港医药书局刊行出版该书第三版。

《经方实验录》全书分为上、中、下三卷，共收医案有100多则。上、中卷以方为纲，下卷以病为序，分别记述病案过程与治疗方法，着重讨论辨证论治与处方用药思路，条理十分清晰，观点非常明了，每一案例分析表述了曹用经方治病的学术思想与临床经验。所有案例用经方为主，也不排斥时方，但用经方取效者十有八九，大多医案"一剂知，二剂已"，甚则达到"覆杯而愈"的效果。

在学习《伤寒发微》与《金匮发微》的基础上，再来阅读《经方实验录》，将会对仲景经方有一个更加深刻的理解，故这是一本学习使用经方的经典佳作。

（4）《曹颖甫先生医案》

《曹颖甫先生医案》是曹氏门人王慎轩在上海学习时，将"昔年所录之曹师医案，选其精华，记其治验，略分门类，编辑成书"，于民国十四年由中国医学研究社第一次出版。

该书序言中，王慎轩曰："曹师医方，精锐猛烈，强弓硬弩，射必中的，苟无曹师之学，而妄效曹师之方，则杀人更甚于庸医，可不慎哉。盖必先于仲圣之经书，详细研读，深用苦功，然后读此医案，庶无穿凿之弊，而获无穷之益也。"这番话，表达了对曹颖甫用方准确的肯定，更昭示读者借鉴曹颖甫使用经方，必须首先将仲景之书熟烂于胸，这样才能在学习曹氏医案中有所获益，能够正确使用仲景经方。

《曹颖甫先生医案》主要是曹氏早年在同仁辅元堂出诊时的门诊医案，新中国成立之后的很长一段时期该书未能重新校对印行。1970 年上海科技出版社出版该书的简体本。

⊙ 教书育人

丁甘仁创办上海中医专门学校，聘任近代著名的中医学家谢观先生出任校长主持校务，并且网罗了一批学养丰富、医术精湛的名医大家，其中就有曹颖甫。

上海中医专门学校早期的学生如丁济万、陈存仁、秦伯未、王慎轩、许半龙、沈石顽、章次公、程门雪、黄文东、严苍山、王一仁等人，在毕业后也都成了现代中医名家，在中医界均具有较高的学术地位，他们所取得的成就多多少少也受到曹颖甫的影响，特别是在伤寒学说与经方的研究与应用上面。

《名老中医之路》第一辑中，任应秋先生在其《我的治学门径和方法》的"作者简介"中提及"二十三岁就学于上海中国医学院，并得到上海名医丁仲英、曹颖甫、陆渊雷等人指教……"江苏无锡医师沈桂祥曾在《浙江中医杂志》上撰文"曹颖甫批'痢无止法解'"，其中提到其业师孙砚孚一九三二年七月毕业于上海国医学院，亲炙于陆渊雷、章次公先生。时曹颖甫先生在该校任职，业师亦深受教益，一九三零年曹颖甫先生曾为其批阅修改命题医论文稿"痢无止法解……"。

曹颖甫的《伤寒发微》《金匮发微》刊行与多次再版，与他弟子们的鼎力相助有关，《经方实验录》《曹颖甫先生医案》均由其门人弟子整理后刊行，这都表明了曹颖甫培养了一大批优秀的中医人才，其学术成就才得以传承下来。

◉ 传承创新

任应秋先生曾撰有"研究伤寒论的流派"一文，文中评价曹颖甫"学宗张隐庵、黄元御，但他既不守隐庵维护旧论之说，亦不守元御犯于五运六气之论，惟于张氏之说药、黄氏之重阳，则每申其义而扩充之"。认为曹颖甫对张、黄二家学术思想中的部分观点，较好地做到了继承与发扬。

的确如此，曹颖甫虽称要"继两家心苦"，然而对于张、黄二人的观点，倒也并非全盘接受，反对和驳斥之语，书中比比皆是。在《伤寒发微阳明篇》有云："予于张隐庵集注，往往嫌其望文生训。独此节能于'阳明篇'中，发明脑部，为中医改进之先声，其功为不可没也。"又如《伤寒发微》凡例中提到："芍药苦泄，通营分之瘀，葛根升提增液……意旨俱本张隐庵""三阴之并，纯阴则死，回阳则生，黄坤载说最为切中……鄙注特申黄说，而补其所不及。"可见其对于张、黄二人的观点均一分为二。

曹氏不仅宗张、黄之说，对于其他医家的学术思想也有吸纳，如陈修园的观点，就常常为其所引用。如《金匮发微·痉湿暍病脉证治第二》有云："寒湿郁于经输……此时正宜麻黄加术汤以发其汗，使水气外达……然下之太早，水气太甚，随药内陷，与人体之膏液并居，留于上膈……此证寒湿在上，郁热在下……仲师不立方治，陈修园补用黄连汤。"

对张锡纯的某些看法，曹氏也大表赞同，如《金匮发微·中风历节病脉证并治第五》曰："侯氏黑散一方，主治大风，四肢烦重，心中恶寒不足者……惟矾石一味，不甚了然，近人张锡纯始发明为皂矾。"

据统计，《伤寒金匮发微合刊》中论及的医家就有三十余人；援用或者引述观点的历代医着就有二十余种。这表明了曹氏攻读仲景之书，不只是宗法张、黄二家之书，而是博采诸家术验。

曹颖甫的创新还表现于他对《伤寒论》和《金匮要略》原文有很多独到见解，如《金匮发微·痰饮咳嗽病脉证治第十二》中"病痰饮者，当以温药和之"，曹氏认为"近日市医，动以不凉不热为温药。是不然……究为何等药味此不可不辨。据'本篇'云，加干姜、细辛以治咳满。又云细辛、干姜为热药，服之当遂渴，渴反止者支饮也。可知此节所谓温药，即后文所谓热药。又按'太阳篇'真武汤后所列加减法，咳者加五味子、细辛、干姜，益可信温药之为细辛、干姜矣。"

曹颖甫虽以经方为主，但不局限于经方的运用，还有他个人心得验方，也有民间流传验方和时方。如《金匮发微·中风历节病脉证并治第五》记载："近世所传验方，白矾二两，地浆水十大碗，新杉木三四片，煎六七沸，用杉木桶盛之浸脚，留一半，徐徐添入，上用衣被使略有微汗，洗毕，饮稀粥一碗……辛未八月，乡人庄姓病此，两足肿大，气急心痛易饥。此证气分居多，而寒湿不甚，长女昭华投以加味鸡鸣散……又按痛者属气分，麻木在少腹属血分。予曾治焦店潘姓，用加味四物汤取效……"又有"世传中风不语用黄芪、防风各数量，煎汤，以大盘盛之，置床下熏之，冷则再煎再熏，一日即能言，此为王九峰法，镇江蒋宝素用之入煎剂，名黄风汤。"这说明曹氏治病从不拘泥经方，民间验方与时方均采用，一切以疗效至上，也充分说明了他的创新意识。

总之，曹颖甫对中医学说既重视选择性地传承，又强调科学性地创新，反对一味地沿袭旧说，或一味猎奇空谈。曹氏曰："著述之家，辄有二病，一为沿袭传说，一为谬呈新奇。""一洗空泛浮论，专务实学。"这种做学问的态度，对于今天传承与发扬中医药是有很好的借鉴作用的。

曹颖甫的经方思想

经方，是现今中医界一个比较热门的词汇，最早见于《汉书·艺文志》，曰："经方者，本草石之寒温，量疾病之浅深，假药味之滋，因气感之宜，辨五苦六辛，致水火之齐，以通闭解结，反之于平。"然后历史上关于经方的内涵有不同的解释，有人统计至少有 12 种，常见的有 4 种，一是指在中医理论指导下创制的经实践验证确实有效，且为历代常用的经典处方。二是指《伤寒论》《金匮要略》等中的所有方剂，清代徐大椿《金匮要略心典·徐序》云："惟仲景独祖经方而集其大成，惟此两书真所谓经方之祖。"三是历代医书收载的一些经验之方，有时亦简称为"经方"。四是目录学著作《汉书·艺文志》所谓经方，当是指收载方剂的一类医籍。目录所谓的经方派，多指喜欢用《伤寒杂病论》中的方剂诊治疾病者。现通常所谓的经方，大多数是指张仲景《伤寒杂病论》(包括《伤寒论》和《金匮要略》) 中的方剂。所谓"经典名方"，既包括张仲景《伤寒杂病论》中的方剂，也包括一些临床疗效较为确切，且为历代医家所习用的著名方剂。

由于曹颖甫《经方实验录》影响其大，对曹颖甫学术成就的认识，大部分均认为在"经方"方面，再加上任应秋先生评价其为"纯粹的经方大家"，因此对曹氏学说的了解，很多人只知《经方实验录》,而不知《伤寒发微》和《金匮发微》。不仅如此，其实很多人对曹颖甫的经方思想并没有一个全面的了解与认识，当前经方虽然很火很热，很多人狂妄，自冠"经方派"，其中有一部分人根本对经方不了解，仅仅把经方当成一个概念来炒作，也有一部分人尽管热衷于经方，并将曹颖甫作为经方的先祖，而实际上对曹颖甫的经方思想根本没有认真学习与研究，所以此经方非彼经方也，他们的不同主要在使用经方的思路上面。那么曹颖甫经方思想的精华到底在哪里呢？

◎ 用尊原意

曹颖甫重视《伤寒杂病论》研究，并擅长使用书中经方，其中一个主要原因是明清之后，很多医家受温病学说影响，多擅用辛凉之药，却放弃《伤寒杂病论》中经方的使用,特别是避用麻黄、附子之类峻猛药物,这是进入了一个误区,于是曹氏大声疾呼"仲景之法,今古皆宜,能弃良方而不用?"他认为辛温发散为伤寒正法,不可弃之,发汗且宜首当宣肺。因为"一身之毛也,受气于肺,肺在人身,譬如发电总机,毛孔亦一呼吸,若风寒外袭则肺气郁阻,皮毛为之不通,故宣肺即可通皮毛"。麻黄汤能"令肺气外通,则诸恙不治自愈",其中"麻黄用量万不可轻……时医但用二三分,加蜜炙,故无济"。并举例说明:"予遇恶寒甚者,轻者二三钱,重者四五钱,甚或一剂不愈,连服二剂者,一年中类此者常百数十证,迄未见亡阳之变。"为此,他提醒人们,不要为温病学说提倡用辛凉之药所影响,而忽略仲景之有效经方,反而强调临床用药必须首先想到被历代尊为经典的仲景经方。在具体的经方使用上,更强调"有是证便用是方",主张细心观察病机,精于辨证,而后用药。弟子姜佐景曰:"吾师之用药也,麻桂膏黄,柴芩姜附,悉随其证而定之,绝不似世之名家,偏凉偏热,以执一为能事者"。

⊙ 活用变通

张仲景《伤寒杂病论》中的方剂,很多是在加减变化的基础上产生而来的,所以仲景经方的灵魂就在于"活"与"变"。曹颖甫认为"学者读仲景书,不观其通,一切望文生训,一旦用之失当,反令活人方治,不能取信于病家,此真与于不仁之甚也。"因此,对于张仲景《伤寒杂病论》所载经方,必须看到它的变化而灵活使用,切莫一味教条而墨守成规。

曹颖甫根据自己多年的研究与临证体会,将仲景经方根据药力峻缓分成三类:平和方、次峻方、峻猛方。平和方指的是补正可祛邪之剂,如桂枝汤、白虎汤、小柴胡汤、理中汤等,次峻方指的是祛邪而不伤正之剂,如麻黄汤、四逆汤、大承气汤、大柴胡汤等。峻猛方指的是救逆与急救之剂,如大陷胸汤、十枣汤、皂荚丸等。对这三类方剂曹氏运用灵活,尤其擅长峻猛方和次峻方的运用。如治一例"咳逆上气，必背拥叠被六、七层，始能垂头稍稍得睡，倘叠被较少，则终夜呛咳，所吐之痰黄油胶黏。"曹氏分析此人平时喜进厚味，又有烟癖，厚味被火气熏灼，因变痰浊，气吸于上，大小便不通，故以枣膏送服皂荚丸，四服而浃晨大小便通，去被安睡。

在临床具体的使用上，曹颖甫经常以经方为基础方，加减其他药物，如《曹颖甫先生医案》载有"皮痹，东兴桥吉左"一案："十指大腿麻木，发热无汗，此为风寒湿气，合为皮痹，当从汗泄。生麻黄三钱，川桂枝三钱，光杏仁三钱，生薏米五钱，西秦艽三钱，炙甘草一钱。"该处方既似麻黄汤加味，又像麻杏石苡甘汤加桂枝，不过，据"当从汗泄"而言，此当是麻黄汤发汗解表，佐以薏米、秦艽去湿。

关于方药剂量，由于古今权衡不同的问题，在《经方实验录》中，弟子姜佐景曰"简言之，吾师之用量，大抵为原方之什一，例如桂枝、芍药原作三两者，师常用三钱是也。"曹颖甫也在按语中分析说"近世章太炎以汉五铢钱考证，每两约当今三钱，则原方三两，一剂当得九钱，再以分温三服折之，每服亦仅得三钱耳。由是观之，原方三两，今用三钱，于古法正无不合也。"这些论述，对于今人认为现用仲景经方剂量总是不足，提倡大剂量使用这种观点也是一种提醒，必须根据古今度量衡的不同，而不一味看到原书的剂量而盲目从之。

曹颖甫秉承"知之为知之，不知为不知"的治学精神，把亲身实践实事求是地记述，没有实践的宁缺毋滥，绝不妄加评判。对临床验证过的，敢于提出自己的观点。如对《金匮要略·血痹虚劳病脉证并治》中"虚劳腰痛，少腹拘急，小便不利者，八味肾气丸主之"一句，然曹氏曾用之，却绝然不应，便易以天雄散。他认为原肾藏所以虚寒者，则以肾阳不藏之故，肾阳不藏，则三焦水道得温而气反升，水欲下泄，虚阳吸之，此水道所以不通也。方用龙骨、天雄以收散亡之阳，白术补中以制逆行之水，桂枝通阳以破阴霾之塞，于是天晴云散，水归其壑矣。对此曹氏总结说："治病不经实地考验，往往失之悬断。"

此外，曹颖甫还喜欢变用经方，经常同时合用数方，或在同一疾病治疗过程中，不同的经方前后选用，或虽为同一病证但用不同的经方，以追求最佳疗效，大多情况下并非是固定的一证（病）一方，充分体现了经方的活用和变通。

虽然曹颖甫倡导经方，善用经方，然而根据临床需要，并不拘泥经方，更不排斥时方。《金匮发微》释《金匮要略·妇人产后病脉证治第二十一》曰："若必执成方以治病，与乡愚用单方，何以异哉？"另《经方实验录》在用葛根芩连汤方时评价曰："固知治病用药，当观其通，墨守成方，直土木偶人耳。"据此可以看出，曹颖甫非常看不起用"死方"的医生，并将之比喻为"乡愚"，这给今天一些热衷经方却又不灵活使用经方者是一个很好的警示。

◉ 用中反思

对《伤寒杂病论》的原文与用方，曹颖甫常常予以反思，提出不同见解。如《伤寒论》太阳篇云："汗家重发汗，必恍惚心乱，小便已，阴疼，宜禹余粮丸。"曹氏予以发微，认为"汗家云者，以阳明多汗言之也。阳明有余之证，复发汗以劫胃中之液，则胃中燥气上薄于脑，而心神为之不宁。按人之思索事理，必仰其首，或至出神而呼之不应，心神有所专注，疑定而不散也。若胃中燥热上薄，则心神所寄欲静而不得，于是恍惚心乱，遂发谵语。则论中'恍惚心乱'四字，直以谵语当之。所谓胃中水竭，必发谵语也。后文又云小便已阴疼，盖汗后重发汗，必大肠燥实，燥气熏灼于前阴，故小便短赤而阴疼，此为大承气之证，予亲验者屡矣。后文'宜禹余粮丸'五字，实为'下利证'脱文，与本篇利在下焦，用赤石脂禹余粮汤同例，不知者误

青囊

卷耳药香·浅尝

移于此。药为止涩之药，喻嘉言常用之以治下利。历来注家，强作解人，不可从"。将张仲景所谓汗家重发汗而所致"恍惚心乱，小便已，阴疼"，辨为"液虚生燥"，当以承气汤下之，而不该用禹余粮丸，这种想法还是十分胆大的。

再如对《伤寒论》厥阴证的寒热错杂论，曹氏称之为"谬论"，认为此证饥不能食，食即吐蛔，实由胃中寒湿，胆火不能消谷，腐秽积而虫生也。语云：流水不腐，动气存焉耳；污池积秽，鳅蝉生焉，有积秽为之窟室也。故特用乌梅丸，方中干姜、细辛以祛痰而和胃，乌梅以止吐，川椒以杀虫，黄连黄柏以降逆而去湿，当归以补血，人参以益气，附子、桂枝以散寒而温里。故服后蛔虫从大便挟湿痰而俱去。方中杀虫之药，仅有川椒一味，余多除痰去湿、温中散寒之药，可以识立方之旨矣。

对于没有正确使用好经方而错过治疗良机而失败的案例，曹氏也照样收载，以便他人吸取教训。如《经方实验录》葛根芩连汤案三的按语有云："凡病入于血分，则易于化热，易于生毒，若痈疽然，为其血分受灼，血郁而毒生也。故麻疹之从热化者尤为重要。推而言之，葛根芩连一方可以治下利，可以治目赤鼻疼。去岁，予长孙患疹，目赤，下利，脉数，予适患眩晕重证，以此方语长子湘人。湘人竟不敢用，以致夭死，至今尤为心痛。"他以切身之痛示人，希冀读者对葛根芩连汤的运用能有更深刻的体会。

综上所述，曹甫颖的经方思想在于熟读"伤寒"，了解仲景，在此基础上活用经方、用好经方、充分发挥经方的作用与疗效，与现今一些人理解的经方使用原则不尽相同，与较为流行的经方"方证"之学说也有区别。曹氏的经方思想更接近于中医的"辨证论治"，在辨证的基础上应用经方，他给我们的最大的启示是用经方要做到"擅用经方"，但用起来须"活而不泥"。当然这不是一件容易的事，也不是仅仅知道了经方的组成就能够用好经方的，他要求我们用经方者，首先要学好《伤寒杂病论》，只有从理论上认识到经方的价值与意义，才能真正地用好经方，不辜负经方鼻祖张仲景！

（陈仁寿　南京中医药大学）

心不精脉，时时失之

——"仓公脉学"析

⊛ 张建斌

导言：《史记》中记载了西汉初年名医淳于意的学医、行医、传医过程以及 25 则医案，由此可以解析淳于意脉学思想及其理论内涵。从淳于意师承和传授医学的内容看，"经脉理论"应该在淳于意时代产生，并可能是淳于意所构建。从淳于意医案分析，淳于意的脉学思想贯穿于临床诊断、治疗以及病症分析的各个环节。"仓公脉学"包括了切脉之"脉"和经脉之"脉"。

历史上有一位医家，医学成就了不得。司马迁撰写《史记》，将他与神医扁鹊齐名，为其列传。他就是仓公淳于意。

仓公，姓淳于，名意，西汉初年名医。生于公元前 215 年左右，卒于公元前 140 年（汉武帝建元元年），享年 76 岁。山东临淄（汉代齐王首府）

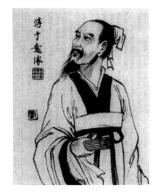

图 5：淳于意像

人，曾作过地方官吏，人称"齐太仓公"。

因淳于意在当时中医界的影响力，司马迁将其与扁鹊齐名列传。此外，司马迁还转载了淳于意医案（原称"诊籍"）25 则。

淳于意生前惹上了医患纠纷，惊动了皇上，皇帝依据他书写的医案，最后判其获胜。当皇帝问他临床诊疗心法时，他说："心不精脉，所期死生、视可治，时时失之"。

正是凭借着"仓公脉学"，成就了淳于意伟大的医学成就。

漫漫求学路，博采众长有创新

淳于意从小喜欢方术，青年时期师从菑川唐里公孙光学医。公孙光传授《方化阴阳》及其临床经验（《传语法》）等。公元前 180 年（西汉高后八年），26 岁的淳于意由公孙光推荐，再拜临淄元里公乘阳庆（约生于前 257 ～ 249 年，卒于前 177 ～ 176 年）为师。此时，公乘阳庆已是一位 70 多岁高龄的老人，收藏着许多"古先道遗传"，包括《黄帝脉书》《扁鹊脉书》《脉书上下经》《五色诊》《奇咳术》《揆度》

《阴阳外变》《药论》《石神》《接阴阳》等。三年后，公乘阳庆去世，淳于意尽得其术。随后十余年，淳于意"行游诸侯"，到处为百姓治病，也得罪了不少权贵。同时，淳于意还传授宋邑、高期、王禹、马长、冯信、正芳、杜信、唐安等弟子不同的医术。从淳于意学医师承，到其传授医学，可以勾勒出"仓公脉学"的传承谱系。

1. 师承于公孙光和公乘阳庆的医学著作

公孙光传有：《化阴阳》《传语法》

公乘阳庆传"古先道遗传"有：《黄帝脉书》《扁鹊脉书》《脉书上下经》（有指《脉书》和《上下经》两书）《五色诊》《奇咳术》《揆度》《阴阳外变》《药论》《石神》《接阴阳》等禁方书。

其他术师：方书不详（"悉受其要事，尽其方书意，及节论之"）

2. 传承弟子的相关医术医著

宋邑：《五诊》

高期、王禹：《经脉高下》《奇络结》（相当于腧穴学）

马长、冯信：《案法》《逆顺》《论药法》

杜信：《上下经脉》《五诊》

唐安：《五诊》《上下经脉》《奇咳》《四时应阴阳重》

平：不详

从这里可以发现，仓公淳于意从公乘阳庆等老师那里，接受了《黄帝脉书》《扁鹊脉书》等不同流派脉学著作。虽然我们已无法知道这些《脉书》具体内容是什么，但是这些《脉书》对淳于意的临床实践和"仓公脉学"理论框架的形成，必将产生关键性影响。除了脉学著作外，淳于意还向公孙光和公乘阳庆等老师学习了阴阳理论，以及五色诊病、药学知识等。其中，阴阳理论和五色诊法等也应该对"仓公脉学"的理论构建产生影响。

值得关注的是，淳于意传授弟子的内容已不见《脉书》，取而代之的是《经脉高下》和《上下经脉》。这些史料提示，淳于意在不同流派《脉书》基础上构建了"经脉理论"的可能性。虽然不排除淳于意在其他地方学习和掌握"经脉"，但是"经脉理论"已经成为"仓公脉学"的重要组成部分。淳于意传授弟子的内容还包括《五诊》《奇络结》《论药法》等，即五色诊病等诊断方法，腧穴理论及砭灸技术，药性五味及方剂配伍等，主要涉及诊断和治疗。而淳于意全面的临床技能和实践，也为"仓公脉学"的理论阐述提供了充分可靠的实践基础。

忙忙诊疗时，务一守心切脉精

淳于意临床上精通望、闻、问、切四诊，尤其重视诊脉。从记载的 25 例医案中，除 4 例单用望诊和问诊，1 例用尺肤诊法外，其余 20 例患者均采用诊脉。符合其"必先切其脉乃治之"的思想。因此，诊脉方法和内容是"仓公脉学"不可或缺的组成部分。

首先，强调"诊脉"的重要性和必要性。淳于意提出"为人治病，必先切其脉乃治之。败逆者，不可治；其顺者，乃治之。心不精脉，所期死生、视可治，时时失之"，诊脉可以帮助医生了解疾病之顺逆，以判断"可治"或"不可治"；如果"心不精脉"，则临证必将"时时失之"。淳于意重视诊脉的实践，必将积累丰富的诊脉知识和感性体验。

其次，重视寸口脉法。淳于意医案中明确指出的诊脉部位，主要有"脉口""左口""右口""太阴脉口""太阴之口""右脉口"等。一般认为即是"寸口"诊脉法。当代学者彭坚认为，专以寸口诊脉是仓公脉学特点之一，并统计淳于意总结寸口脉象有浮、沉、滑、涩、大、小、实、弱、数、疾、长、弦、紧、代、散、贲、衰、躁、静、浊、清、和、顺、急、坚、不平、不鼓、番阳、番阴等 30 余种，其中前 15 种脉为《脉经》和后世脉书所沿用。

淳于意医案中，除了单纯脉象描述外，还有脉诊结果与五脏关系的判断，如：

"脉长而弦，不得代四时者，其病主在于肝"；

"脉来数疾去，难而不一者，病主在心"；

"沉之而大坚，浮之而大紧者，病主在肾"；

"切其脉，深小弱，其卒然合合也，是脾气也"；

"切其脉，肺气热也"等。

依据脉诊，判断病变部位，是诊脉的目标之一，故而淳于意有"然脉法……命病主在所居"的对答。其中，从寸口脉诊获知五脏病变，显然需要医生有高超的诊脉技巧和精细的诊脉体验。

进一步分析可以发现，这种寸口诊脉与五脏关联的思路，在淳于意引用的《脉法》中即有记载。淳于意娴熟地加以应用，并进一步验证。有理由相信，通过脉口诊脉测知内脏的病变，淳于意积累了丰富的经验，并有可能进一步理论总结。

第三，除了寸口诊脉，还有遍诊脉法。淳于意医案中有"少阳初代""阳明脉伤"等记述，应该是西汉初年比较流行的十二经脉遍诊法。汇集淳于意全部医案，诊脉部位还有"乳下阳明""肝与心相去五分""三阴俱抟""蹶阴有过则脉结动""根在右胁下，大如覆杯……大识其病所在"等。但是否已经具有全部十二经脉脉口的认识，还需要其他更多的证据和史料，只能说存在多部位诊脉。也有学者认为，医案中所记载的"少阳初代""阳明脉伤"等脉位，与《内经》三部九候诊法略同。

第四，虚里脉诊法。一般认为，虚里脉诊法出自《内经》。《仓公传》有 2 个医案分别提到"番阴脉"与"番阳脉"，同时提到"番阴脉入虚里""番阳入虚里"的记载，此案当与虚里脉诊法有关：

"齐中郎破石病，臣意诊其脉，告曰'肺伤，不治，当后十日丁亥溲血死。'……所以知其堕马者，切之得番阴脉。番阴脉入虚里，乘肺脉。肺脉散者，固色变也，乘之。"

"安陵坂里公乘项处病，臣意诊脉，曰'牡疝'。牡疝在鬲下，上连肺。……所以知项处病者，切其脉，得番阳。番阳入虚里，处旦日死。一番一络者，牡疝也。"

对于"番阴脉"与"番阳脉"，历代医著解释不一。主要有以下几种：①"番"作"数"解，"番脉"即数道并至，番脉内伏，是为番阴脉；②"番"作"反"解，番阴脉即反伤阴络；有认为"番阳者，以言阳脉之翻入虚里也"；③认为"番阴脉"是后世"怪脉"中的解索脉；④"番"作"播"，意为散乱，"番阴脉"即播（布）阴脉，即散乱的阴脉也。上述解释，都着眼于脉象，而忽视了"入虚里"的特征。

从《内经》"胃之大络，名曰虚里，贯膈络肺，出于左乳下，其动应衣，脉宗气也（《素问·平人气象论》）"的记载可知，"虚里"是关乎胃、肺等内脏器官的络脉名；从部位理解，当是包括从膈下（胃脘部）到膈上（心肺区）的部位。《素问·平人气象论》的认识，与淳于意医案一致：一例是外伤导致"番阴脉入虚里，乘肺脉"而"肺脉散→肺伤→不治"，一例是"牡疝在鬲下，上连肺。……番阳入虚里，处旦日死。"两例患者由"番阴脉""番阳脉"都聚焦于"入虚里"，虚里是诊察生命之气（"宗气"）的部位，在"断死生"有特殊意义。上述两例中"番阴脉""番阳脉"与"虚里"有关。"一番一络者，牡疝也"，提示了"番脉"与"络脉"在学术上一致性。《说文解字》有"番，兽足谓之番，从采田，象其掌"的解释，依据形态特征，"番脉"可能是指成片成区的脉络，也有"数""散"的含义，而阴阳属性可能依据"皮下隐匿"或者"体表显现"而划分脉。虚里部位出现血络显现，无论是隐匿皮下还是皮肤凸显，都提示了严重的不良后果——"死候"，这当是《仓公传》

虚里脉诊法的内容，也与临床医理不悖。

第五，尺肤诊法。淳于意临床过程中注重四诊，尤其重视脉诊，但是有1例患者，除了切脉，还采用了尺肤诊法：

"临菑氾里女子薄吾病……臣意诊其脉，日'蛲瘕'……臣意所以知薄吾病者，切其脉，循其尺。其尺索刺粗而毛美奉发，是虫气也。其色泽者，中脏无邪气及重病。"

淳于意从患者尺部皮肤"索刺粗而毛美奉发"，判断其体内有"虫气"，当是尺肤诊法的运用。尺肤诊法应该是综合运用望诊和触诊于尺肤局部的诊断方法，虽然是独立于诊脉、望色之外的诊断技术，但是与诊脉互为补充。

从这里可以知道，临床诊察疾病时，淳于意特别注重脉诊。淳于意所用诊脉方法，有"寸口诊脉法""遍诊脉法""虚里脉法""尺肤诊法"，运用最为普遍的是"寸口诊脉法"，这些方法，在《内经》中都有记载。而《内经》还记载的"三部九候诊法""人迎寸口诊法""真藏脉法"没有体现。

纷繁复杂病，缕思辨析从脉解

除了重视脉诊，淳于意还擅长运用脉学理论进行病症分析。

首先，结合经脉理论，尤其是经脉循行所过部位，进行病症分析。如齐侍御史成的"头痛"案：

"切其脉，得肝气。肝气浊而静，此内关之病也。脉法日'脉长而弦，不得代四时者，其病主在于肝'。……[中]热上则熏阳明，烂流络，流络动则脉结发，脉结发则烂解，故络交。热气已上行，至头动，故头痛。"

除了通过脉象判断病主"在于肝"，并从经脉循行分布上分析病候，有"热上则熏阳明……热气已上行，至头动，故头痛"，阳明脉上联系到头面，故有此例为"阳明头痛"案。

类似的病候分析思路，还见于齐北宫司空命妇出于的"气疝"案：

"病气疝，客于膀胱，难于前后溲而溺赤。病见寒气则遗溺，使人腹肿。……切其脉大而实，其来难，是蹶阴之动也。脉来难者，疝气之客于膀胱也。腹之所以肿者，言蹶阴之络结小腹也。蹶阴有过则脉结，动则腹肿。"

淳于意不仅从脉诊发现"蹶阴之动"，而且还从经脉循行分布部位来解释病候，因"蹶阴之络结于小腹"，故有"蹶阴有过 – 脉结动 – 腹肿"的病理病机解释。经脉循行所过及其联系部位，淳于意当为熟知，故而在症候分析时，也是信手拈来，顺理成章的事了。如：

"所以后三日而当狂者，肝一络连属结绝乳下阳明，故络绝，开阳明脉，阳明脉伤，即当狂走。"

肝病累及乳下阳明脉受损，即可以出现"狂"病。

其次，提出了"经病"与"经主病"的概念。如：

"和即经主病也，代则络脉有过。经主病和者，其病得之筋髓里……切其脉时，少阳初代。代者经病，病去过人，人则去。"

"此五脏高之远数以经病也，故切之时不平而代。不平者，血不居其处；代者，时参击并至，乍躁乍大也。"

上述两例，淳于意运用"经病"和"经主病"，表达了病位较深、程度较重的性质和状态。当经主病时，病在"筋髓"，则很容易出现"人则去"的严重后果；也会出现"时参击并至，乍躁乍大"的脉乱之象。出现"经病""经主病"的概念，则与"经脉""经脉主病"的理论相去不远。

第三，提出"络脉有过""络脉主病"的概念。如：

"和即经主病也，代则络脉有过……络脉主病，当其时，少阳初关一分，故中热而脓未发也；及五分，则至少阳之界；及八日，则呕脓死……热上则熏阳明，烂流络，流络动则脉结发，脉结发则烂解，故络交。"

"故烦懑食不下则络脉有过，络脉有过则血上出，血上出者死。"

"肺气热也……此两络脉绝，故死不治。"

"腹之所以肿者，言蹶阴之络结小腹也。蹶阴有过则脉结，动则腹肿。"

医案中"络脉"主要表述经脉的联络部位（如"蹶阴之络结小腹"），和联络相邻经脉（如"肝一络连属结绝乳下阳明"），故而当疾病发生时，无论经脉有病（如"蹶阴有过"）或脏腑有病（如"[肝]络绝，开阳明脉，阳明脉伤"），络脉在局部病候的出现和解释中扮演了关键性作用，故而"络脉有过""络脉主病"等术语频现。

值得注意的还有，淳于意授高期、王禹有《经脉高下》《奇络结》，具体内容为"论俞所居及气当上下出入邪正逆顺，以宜镵石，定砭灸处"。由此可知，"奇络"当是与疾病有关的络脉改变，而"奇络结"当着眼于发生病变络脉的具体部位特点，于是有了"络脉有过""络脉主病"–"正气上下""邪气出入"–"砭灸处""腧穴"的一体化思考。淳于意在齐王侍医遂"中热"病的分析中，还有"邪气流行，为重困于俞，忿发为疽"，进一步将"奇络结"引申到腧穴受邪的意境中。经脉理论与腧穴理论在这里汇通了。

上下出入邪，针石砭灸脉顺逆

在淳于意医案中，除了药物等治疗外，还7处（5个医案，2个误治）针对"脉"进行砭灸治疗的记录。具体有：

"风入中，病主在肺，刺其足少阳脉。"

"蹶阴之动也……臣意即灸其足蹶阴之脉，左右各一所，即不遗溺而溲清，小腹痛止。"

"病龋齿，臣意灸其左阳明脉。"

"蹶上为重，头痛身热，使人烦懑。臣意即以寒水拊其头，刺足阳明脉，左右各三所。"

"齐太医先诊山蹶病，灸其足少阳脉口，而饮之半夏丸，病者即泄注，腹中虚；又灸其少阴脉，是坏肝刚绝深，如是重损病者气，以故加寒热。"

"足热而懑……热蹶……刺其足心各三所，案之无出血，病旋已。"

上述记载提示：

首先，针对足少阳脉、足蹶阴之脉、足阳明脉、足少阳脉口、少阴脉、左阳明脉等进行针刺或者艾灸等治疗，意味着淳于意时代，对于这些脉的分布部位是清晰的，而且具有"脉口"兼有诊断和治疗的职能。

其次，有一些治疗部位，虽然也已经进行针刺等操作，但还没有经脉的归属，如"足心"等。

第三，针刺时，一条脉或者一个部位，可以有不止一个治疗点。如"刺足阳明脉，左右各三所""刺其足心各三所"。在针刺或者艾灸治疗中，还注意区分左右，如"病龋齿，……灸其左阳明脉"。

第四，针灸失治，还可以造成不良后果。如"灸其足少阳脉口，而饮之半夏丸，病者即泄注，腹中虚；又灸其少阴脉，是坏肝刚绝深""文王年未满二十……法不当砭灸。砭灸至气逐"。

由此可见，淳于意进行针刺或艾灸治疗的"砭灸处"，是基于"脉"或"脉口"的辨别而确定，也是仓公脉学的组成部分。济北王的太医高期、王禹跟随淳于意学习一年余，主要内容即是《经脉高下》及《奇络结》，当论俞所居及气当上下出入，邪逆顺，以宜镵石，定砭灸处"，与淳于意临床经络辨证、循经取穴的思路是一致的，"经脉－络脉－俞所居－气上下出入－邪逆顺"的思路跃然呈现，经络理论－腧穴理论－针灸治疗，已经构成一个临床诊治的框架体系。

仓公脉学法，规矩权衡调阴阳

"仓公脉学"是淳于意医学学术思想的最核心体现。司马迁曾有"至今天下言脉者，由扁鹊也"感叹，作为与扁鹊并列记载在《史记》中的医家，淳于意在脉学方面的造诣，在当时也是巅峰级的。

"仓公脉学"的理论框架可以从淳于意 25 则医案中析出。淳于意医案是以"奏章"的形式以答汉文帝诏问的一部分。这个奏章包括了淳于意学医经历、行医经过和主要病案、授徒情况等。据沈澍农考证，淳于意的答问很可能发生在汉文帝十三年至十四年间（前 167 或前 166 年），距司马迁编撰《史记》（约在太初元年至征和二年间即前 104 年－前 91 年）约 60~70 年。司马迁于天汉二年（前 99 年）被判宫刑，太始元年（前 96 年）获赦出狱任中书令，掌握皇帝的文书机要，发愤著书，全力写作《史记》。因此，淳于意 25 则医案，虽然由司马迁选择并记录在《史记》中，原创的可能较小，应当是抄录淳于意答复汉文帝的奏章。

"仓公脉学"的核心内容，首先是"别百病"。淳于意曾经指出：

"病名多相类，不可知。故圣人为之脉法，以起度量、立规矩、县权衡、案绳墨、调阴阳。别人之脉，各名之，与天地相应，参合于人，故乃别百病以异之，无数者同之。然，脉法不可胜验，诊疾人以度异之，乃可别同名，命主在所居。"

"必审诊，起度量、立规矩、称权衡，合色脉表里有余不足顺逆之法，参其人动静与息相应，乃可以论。"

淳于意传承前人对于"脉法"理论目标——"起度量、立规矩、县权衡、案绳墨、调阴阳"，指出了区分人体不同的脉，主要是为了"别百病，以异之"。临床上病症很多，相似的也不少，如何区分和细化，主要依靠"脉法"来规范和度量，以达到恰当地诊断和治疗。因此，脉学是可以、也应该贯穿于病症设别和细辨、诊断和治疗等各个方面和环节的。淳于意后来传授弟子的《经脉高下》《上下经脉》等，也应该属于这方面的内容。当然，临床具体应用还需要"合色脉、表里、有余不足、顺逆之法，参其人动静与息相应"，才可以正确分析病症。

其次是"决死生"。黄玉燕等认为"淳于意以决死生见长，其决死生准确率高，若属逆证、死证则不治，患者一般如期、如症而死；诊法以脉、色为主，其中脉象是同病决死生的重要依据。"淳于意临床"必先切其脉，乃治之"，切脉的目的之一就是辨逆顺、决死生，即"败逆者不可治，其顺者乃治之"。对疾病的发展和预后，有一个准确的预测和判断，对于临床医生来说是很难的、也是非常有意义的。这是从生命规律的层面，来认识疾病、诊治疾病，无疑比单纯断病视症更有价值、更有意义。而把握生命规律的钥匙，即是"脉学"，故淳于意有"心不精脉，所期死生视可治，时时失之，臣意不能全也"的感悟。淳于意留下医案，也是自己积累这方面经验所为——"今臣意所诊者，皆有诊籍。所以别之者，臣意所受师方适成，师死，以故表籍所诊，期决死生，观所失所得者合脉法，以故至今知之。"

第三，"仓公脉学"还包括指导临床针灸治疗。淳于意临诊有"取脉动为治"诊治思路，可以从其医案得到证实：淳于意临床上不仅关注诊脉和诊脉部位，同时也将诊脉部位（"脉口"）或者"脉动"部位，作为针灸治疗的操作部位，即"砭灸处"。

从司马迁《史记》的记载，完整地记载了淳于意在继承上古脉法的基础上，不仅在临床实践中加以验证、运用，而且还有创新性地发展，形成了独特的"仓公脉学"。故而淳于意也被认为是古典脉学的主要奠基人之一。

（张建斌　南京中医药大学）

从章次公到朱良春

⊛ 高想

在中国近代中医史上，一对师生的情谊和学术传承，成为一段佳话。他们是近代中医大家章次公和当代国医大师朱良春：朱良春先生对恩师章次公推崇备至，章次公先生视弟子为得人乃传的知己，师生之谊，延续了近八十年。

民国大医章次公

章次公，1903 年出生于镇江丹徒大港村，名成之，号之庵。他的父亲章峻（极堂），前清秀才，曾去日本某士官学校留学半年，

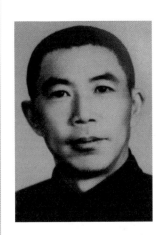

图 6：章次公先生（1903–1959 年）

清代末年参加了江苏省新军第九镇，隶属革命志士赵声（伯先）部下，任镇江象山炮兵营长，并加入同盟会。其后赵伯先受到两江总督端方排挤，极堂先生也回归故里，隐居乡间，郁郁离世，留下家训：不过问政治；学好古文，将来从医；强健体格，习文练武。12 岁的章次公遵父庭训，开始学习《内经》《伤寒论》等中医经典著作。

幼年丧父的章次公，由母亲抚育成长。1920 年，章次公 17 岁时考入丁甘仁创办的上海中医专门学校，开始了他的医学生涯。丁甘仁先生是常州孟河人，孟河医派的代表人物，与章次公的故乡镇江大港相距不远，可谓同乡。章次公就读上海中医专门学校时，深受丁甘仁先生器重，后留校任教研工作，他最为膺服的也是丁甘仁和余听鸿两位孟河医家，身处这样的学习环境，自然从孟河医派汲取了丰富的营养。毕业后，章次公又师事江阴经方大家曹颖甫，曹颖甫先生毕生研习仲景学说，著有《伤寒发微》《金匮发微》《经方实验录》等，临证应用经方，大刀阔斧，对章次公影响颇深。章次公还是晚清国学大师章太炎的学生，章太炎出身于"三世皆知医"的书香门第，深谙印度佛家的"因明学"，并把这一思想传给了学生章次公。章次公研习国学，学习梵文，又在太炎先生的引导下接受西医学知识。章太炎非常赏识章次公，称他看病"胆识过人"，说他的脉案"笔短如其人"；章次公改"成之"名为"次公"，足见其非常崇拜太炎先生。章太炎大师对岐黄之术、仲景之道的研究，朴实无华的治学方法，使章次公受益匪浅。

章次公不到 30 岁就已经名扬沪上。1925 年，章次公毕业后在上海广益中医院从事诊疗及教学工作三年，积累了丰富的临床经验，逐步形成了自己的学术风格，处方"简、便、廉、验"，用药大胆泼辣，救治了无数危重病人。1927 年，他离开广益中医院，来到上海世界红十字会医院，任中医部主任，并与王一仁、秦伯未等创办了中国医学院，亲授药物学。1929 年夏，与徐衡之、陆渊雷共同创办了上海国医学院，以"发皇古义，融会新知"为院训。

上海沦陷之后，章次公的生活比较拮据，但是他拒绝敌伪机构委任的重职，宁可全家饿死，也不当汉奸。他自立门户，悬壶济世，非常体谅穷人，每天规定时间专为穷人诊疗，不收医疗费；无钱买药者，还可以拿着他签名的药方到指定的药店去配药，无需花一分钱，由他结算药资，深受广大平民的尊敬和爱戴，在上海素有"平民医生"之赞誉。他参加抗日救亡运动，曾资助几位热血青年去敌后参加革命。抗战胜利后，国民党当局歧视中医，甚至采取了取缔中医的政策，他对此深恶痛绝，对家人说，国民党不亡是无天理，中医如亡亦无天理。

习医路上朱良春

明代理学家朱熹后裔从安徽婺源（后划给江西）迁到山东，又来到镇江丹徒，其八世裔孙亨三公在儒里镇定居繁衍。1917年8月20日（农历七月初三），朱熹公第二十九世裔孙朱良春就出生在这里。6岁时，朱良春进入私塾启蒙读书，4年后，随父亲昶昇公至南通学习。

1934年，读中学的朱良春因患肺结核而辍学。连续高热不退，身体骤然消瘦，父亲请来中医为他治疗。养病其间，朱良春自学语文，并阅读中医入门书籍。一年后，依靠中医药治疗，朱良春的身体慢慢恢复而获痊愈。体会到疾病缠身之苦，病愈之后，经过深思熟虑，他决定选择中医作为自己毕生的事业。父亲提醒他，学医不是一件简单轻松的事，需要付出许多艰辛和努力，父亲语重心长地对他说："你要学中医，为人解除病痛，这是件好事，家里有我支撑着，也不需要你赚多少钱，只要你一心济世活人，积德行善，我就心安了。"

于是，1935年2月，朱良春来到武进孟河，找了一个族祖，介绍去了御医世家马家，拜马培之的裔孙马惠卿先生为师，开始了读医书与跟师抄方相结合的学习中医过程。

孟河虽是长江边一个不起眼的小渔村，但这里名医荟萃，一百多户人家的小镇，就有十几家中药铺，远近百姓都来这里求医问药，连皇族高官、道光皇帝、慈禧太后都差人前来延医。孟河名医辈出，形成了以"费、马、丁、巢"为代表的孟河医派，自晚清开始名扬天下，费家的代表人物费伯雄曾两度应召入宫，先后治愈了皇太后的肺痈和道光皇帝失音症。道光帝御赐"是活国手"匾额，并赐对联："着手成春，万家成佛；婆心济世，一路福星"，费家名噪一时。马培之则是费伯雄的内弟，著有《医略存真》。光绪六年，慈禧太后召费伯雄之子费子彬入宫治病，当时费子彬学业未精，而请其舅父马培之代为进京，给慈禧太后治病。马培之出手不凡，慈禧称其"所拟医方甚佳"，并赐"福"和"务要精存"两块匾额，自此马家亦名声大振。

那时候，马惠卿先生已经 65 岁，是当地享有盛誉的长者，上午门诊，下午出诊，晚上处理家族里的事务。马先生病人很多，徒弟也不少，围着大方桌坐了一圈。老师仔细诊察病人，看舌苔、诊脉、问诊，之后四字一句开始报脉案，这边大师兄写下脉案，其他学生跟着抄方，一个上午，看三四十个病人。下午由大师兄指导初学的徒弟学习经典著作，用红笔圈点、断句，布置背诵内容；晚上誊写医案；第二天大早起来，熟读、背诵经典，遇到不认识的字，就查阅《康熙字典》。就这样，天天听着老师唱脉案"头痛发热，胸闷腹胀"，"舌苔脉象"，归纳病机，立法用药；读着四大经典，"书读百遍，其义自见"，打下了一个入门基础。在跟随马惠卿先生临诊之余，朱良春能够亲眼看到马培之先生的日记《记恩录》和手书方笺，耳濡目染，启迪良多。

一年之后，朱良春已经不能满足这样的学习方式，同时也为 120 块学费犯难，有了进一步深造的愿望。1936 年 2 月，苏州国医专科学校招生，他离开孟河，来到苏州，考入学校，插班到 2 年级下学期学习。在学期间，朱良春不仅听到李铁尘、王慎轩、陆渊雷、余无言、徐衡之、张又良、叶橘泉、宋爱人、祝怀萱、祝跃卿等诸多名师讲课，而且还见到前来做学术报告的著名中医学者，如章次公、陈存仁、程门雪、黄文东、秦伯未等，聆听过名誉校长章太炎先生的学术报告。与师承教育迥然不同的学校教育，使得朱良春扩大了眼界。

但是读了一年半后，1937 年 9 月，日军侵华战争大规模爆发，苏州国医专科学校停办。因为有租界，所以上海中国医学院还在运行。朱良春的一个镇江亲戚和章次公也是亲戚，于是就介绍投奔章次公。

朱良春怀揣着父亲给的 100 多块银圆，孤岛前往上海。淞沪会战尚未平息，交通不便，辗转 3 个月，朱良春于 11 月来到上海这个战乱中的城市，章次公先生介绍至教务处陈存仁主任处办理了入学手续，插入上海中国医学院 4 年级，进行临床实习，从此开始了跟师章次公的经历。

章朱医缘及承继

章次公先生是一位了不起的医学家、教育家。他善于引导青年，启发性地提一些问题，开拓思路，举一反三，所以虽仅年余，朱良春的收获非常丰富。章次公看病时，那小小诊室总挤满了十多个学生。那时伤寒病多，病人常常高烧昏迷，有一次，章次公开出一张方子：全真一气汤。朱良春大吃一惊：伤寒病，人参、附子、熟地黄并用，医书上从没见过。章次公看出朱良春的疑虑，让他从医书上去找"全真一气汤"的来龙去脉。朱良春查找了有关医书，弄清了为什么人参和附子联手能使衰竭的病人逆转过来，不禁为老师扶正强心，用出奇兵而叫好。

就这样，朱良春在章先生身边学业大进，为日后医术渐进奠定了基础。朱良春后来总结说："孟河抄方是启蒙教育，苏州国医专科学校是稍入门径，到上海插入中国医学院跟随章次公先生实习侍诊，才算是登堂入室。"

章次公不仅医术出类拔萃，还安于仁爱，弘扬道义，行为高洁脱俗，经常收留一些有困难的亲友，吃住在家。他对学生非常客气，遇到有困难的学生，身上未曾带钱，二话不说就把自己的皮袍子典当了去。他不收学生一分学费，经常帮助学生解决住处等生活上的困难，唯一的要求就是学生必须一丝不苟地学习。他亲切地称朱良春这个镇江同乡"朱世兄"，丝毫没有老师的架子，让人感到非常温暖。他把朱良春安排住在一个同学家里，解决了朱良春的住宿问题；看到朱良春十分节约，常常三五分钱打发了一顿饭，就经常邀朱良春回家吃饭："朱世兄，你怎么能这样，以后来我家吃饭！"

战乱造成的物价飞涨，使朱良春的生活更加捉襟见肘。老师看出端倪后，把朱良春叫到一旁，说："红十字会难民医院病人太多，你的基础比较扎实，诊疗技术也比较好，以后每天上午去上半天门诊，下午过来抄方，津贴虽然不多，但可以贴补一些。你看好吗？"就这样，朱良春上午去专门给难民看病的慈善机构——世界红十字会医院中医部为难民诊病，下午到章先生诊所侍诊抄方，晚上跟随出诊。章先生的这一举动如同雪中送炭，为朱良春解决了生计问题，每月取得 12 块钱工薪，除去食宿交通费 8 块钱，尚能多出 4 块钱买书；半天完成 50～60 号病人的诊疗，还锻炼出了检查诊病快、处方快的能力。朱良春每次回忆这段往事，总是对恩师心存感激。

在章次公先生的带教下，朱良春深刻领悟了中医的博大精深，也学到了章次公临证遣方用药的泼辣灵活。通过实践，他的医疗水平有了很大提高，他的勤奋和悟性也赢得了章次公先生的赞赏。

1938 年底，朱良春毕业。章次公先生送给他一副条幅和一方寿山石印章，条幅是章次公亲笔手书中国医学院校训"发皇古义，融会新知"，赠"良春贤弟鉴之"；印章上面篆有"儿女性情，英雄肝胆，神仙手眼，菩萨心肠"4句话16个字，告诫朱良春做医生的四个准则：第一，儿女性情，性情要温柔，对待病人要像对待自己的亲人一样温和、温柔，体贴病人；第二，英雄肝胆，治病要有胆识，当用则用，该出手时就出手，该用大剂用大剂，不要优柔寡断，错失时机；第三，神仙手眼，要明察秋毫，见微知著，看到细微的症状，就要预计到即将发生的情况，看得清、辨得明；第四，菩萨心肠，心地要善良，像菩萨一样慈悲，不但做医生这样，做人也应该这样。这个条幅和印章，影响了朱良春一生，他一直视若珍宝，并依此做人治学。

离开老师，22岁初出茅庐的朱良春来到南通，挂起了"国医朱良春诊所"招牌，开业行医。

然而，开张伊始，门庭冷清，就诊者寥寥无几。第二年，南通地区登革热流行，患者表现为周身红点，头痛发热，西医治疗多用消治龙（磺胺噻唑）、握姆纳丁注射，疗程需要1周以上，朱良春急人所难，凭借他在老师章次公先生那里的积累，运用所学知识，研制了一种中药药丸和药汤，配合使用，双管齐下，仅三四天就能解除

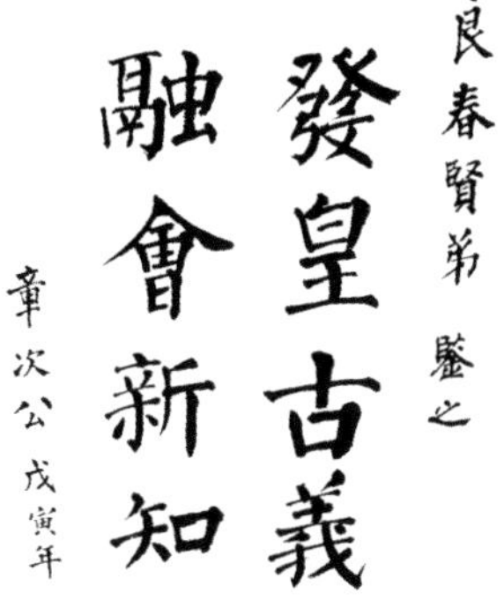

良春贤弟 鉴之

發皇古義
融會新知

章次公戊寅年

图7：1939年初，章次公亲笔题写了自己为上海国医学院而题写的校训，赠送给即将毕业的朱良春，并郑重写上"良春贤弟鉴之"；朱良春将其奉为自己一生的座右铭。

青囊

卷耳药香·浅尝

39

患者的病痛。他自己也得了登革热，服用自己的药，很快便好，顿时名声大振。20世纪40年代，经常瘟疫流行，此后，霍乱、伤寒的蔓延又锻炼了朱良春，使他在名医荟萃的南通城站住了脚。

朱良春诊所火了起来，他在诊所门上贴一纸条："贫病施诊给药"。凡人力车夫等贫苦人，朱良春一律免费看病；看完病，在药方盖上"朱良春施诊给药"的印章，穷人拿着这张药方去瑞成堂药房取药，均不收药钱。他与瑞成堂约定每年端午、中秋和除夕各结算一次，瑞成堂七折向朱良春收钱。一年下来，朱良春总要贴上百十元。他对此心甘情愿，心安理得，觉得自己默默履行着父亲"积德行善"和章次公先生"菩萨心肠"的教诲。

初生牛犊不怕虎。朱良春用药猛峻，大胆泼辣，自成体系，疗效显著，而且买药花钱不多，28岁的他已经颇有名气，找他看病的人越来越多。"顺寿堂"有个老药工说："朱医师年纪不大，用的虎狼药，自己不怕担风险，很有胆识。"

忙碌之余，朱良春想到了宣传医学知识、壮大医生队伍。他出钱办起了小型杂志《民间医药月刊》，搜集民间单方草药，

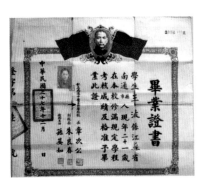

图8：民国37年私立南通中医专科学校第一届毕业证书

汇集成册，由"翰墨林印刷局"印刷，每期二、三百份，免费寄送，深受同道和群众的欢迎称赞。1945 年，他商借了"鮙神殿"的厢房，创办了南通中医专科学校，延请章次公先生为校长，自编教材，请来同学和同事当老师，招收了 24 名学员。时局动荡，物价飞涨，在艰难中坚持了 4 年，1948 年，18 名学生取得毕业文凭，在不同的医疗岗位成了业务骨干。

新中国成立之后，1952 年朱良春与南通城名医汤承祖、陈继明、蒋仰三、林蘅 5 人成立"中西联合诊所"，1954 年在诊所基础上成立"联合中医院"，1956 年将医院无偿交给政府，成立南通市中医院，朱良春任院长，为南通市中医院的诞生和发展倾注了毕生心血，他培育的南通市中医院"三枝花"，至今仍为人们所称道。

20 世纪 50 年代，朱良春恪守章太炎"下问铃串、不贵儒医"的教诲，不断发掘搜集民间验方。只要听说哪里有治疗疑难杂症的民间医生，他都"待之以礼，处之以诚"，登门拜访，把那些"土医生"请进医院，发挥一技之长。

季德胜，原是一个旧社会流浪江湖的蛇花子，斗大的字不识几个，被朱良春遇上后，命运从此发生了改变。朱良春发现季德胜的药饼对毒蛇咬伤确实有效，便主动与他交朋友，对季德胜说，"你以后到城里，就到我医院来，吃饭、喝酒，免费招待！"从那以后，联合中医院每次来了蛇伤患者，朱良春都把季德胜找来治病。南通市中医院成立后，身为院长的朱良春把季德胜吸收为蛇伤专科的医生。季德胜治蛇经验十分丰富，配制的蛇药十分灵验，但他并不知道治疗蛇伤的草药名，只知道叫作"狗牙半枝""黄开口"等，对它们能识、能配、能用，却不能按准确比例配制出固定的药方。通过看其临床、考其药理、观其疗效这样三部曲，朱良春和同事们找到了秘密，确定了半枝莲、垂盆草等中药组成，配制出比例恰当的药方，变成成品批量生产。1958 年，季德胜以蛇医专家的身份，出席了全国医学技术革命经验交流大会。与季德胜有类似经历，被朱良春吸纳成为中医院正式医生的还有用瘰疬拔核药专治淋巴结核的陈照和金荞麦专治肺脓疡（肺脓肿）的成云龙，他们也都献出了自己的治病秘方。三人之中有两人被中国医学科学院聘为特约研究员，一人获得国家科技成果二等奖，在国内外享有盛誉，季德胜蛇药已经远销东南亚。

章次公作为 20 世纪三、四十年代上海最著名的中医之一，基础理论雄厚，造诣深邃，临床经验丰富，学贯中西，无门户之见，具创新精神，为人朴实，待人宽厚，持心以正，立身以诚。新中国成立后，在私人开业的同时，参加了公家工作，受聘上海市卫生局第五门诊部特约医师，并兼任华东疗养院医师，承担高干保健工作。1955 年，应卫生部之聘，奉调进京，任中医顾问，1958 年秋任北京医院中医科主任，中国医学科学院院务委员，兼任中央保健局中南海保健医师，为毛泽东、周恩来、朱德、邓小平、贺龙、叶剑英、刘伯承等中央领导人看过病。1959 年 4 月任第三届全国政协委员、亚非团结委员会委员。

奉调进京不久，1955 年秋冬，时任全国人大常委会副委员长林伯渠，年近古稀，因前列腺肥大行摘除术，术后呃逆，经西药、针灸以及中药旋覆代赭汤、丁香柿蒂汤等治疗无效，40 多天不能进食，北京的多位中西医名家都束手无策，病情十分危重。周恩来总理十分焦急，责成组织抢救小组，章次公为组长。章次公诊察后，总理问："林老的病怎样？"章次公："没有想象的那么严重。"总理："根据什么？"章次公："从四诊分析，神不散，气不竭，脉不乱。"总理又道："怎么治？"章次公答："呃逆不止，是由于胃气上逆。脾主升，胃主降。脾主运化，输布精微；胃主受纳，腐熟水谷。今胃气久虚，升降失据，呃逆频作，水谷不进，后天之本已衰。当务之急是养其胃气，恢复和增强胃的功能。但光靠镇逆不行，虚扶其正气，徐徐调之。"于是，嘱用别直参炖汁，滴入口中，少量频服。这个法子果然见效，当晚，呃逆渐减，林伯渠竟然安稳入睡。章先生又吩咐护士用粳米熬成薄粥，撇去米粒，留下浓浓的米汤，用小勺进于舌面，给睡醒后的林伯渠慢慢咽下。几次下来，第47天，呃逆止。正在开会的周恩来总理得知消息后十分高兴，会议刚一结束就马上接见章次公，并令卫生部组织全体参加会诊的医生开一个病案讨论会，总理亲自出席会议。会上，西医与中医彼此各执一词，争论不下，总理只说了三句话：中医好，西医也好，中西医结合更好。话音刚落，就获得全场热烈的掌声。那个讨论会，让医学界对中西医结合有了新的认识。

1956年，毛泽东主席曾两次与章次公先生彻夜畅谈中医，从晚上六点多钟开始，午夜吃点小米粥、窝窝头等当夜餐，一直谈到天亮，通宵达旦。主席中医书籍也读得很多，跟他谈中医渊源、中医学术，不能理解的就问章次公，章先生都对答如流。毛主席称赞他是"不可多得之高士也！"此后，建国初期中医药政策的制定，就采纳了很多章次公的建议。

但是，章次公因为人正直，不善恭维而得罪了一些人，受到排挤。他写过一篇文章，认为阴阳必存，但是五行是可以商榷。有人就拿这个说事，认为中医理论不容置疑，作为中医顾问对五行产生不同意见，

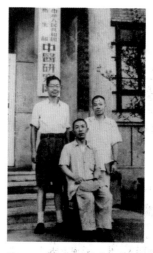

图9：1956年参加中华中医药学会第十届会员代表大会，在北京与同学萧熙（右立者）敬侍章次公先生。摄于国家卫生部中医研究院。

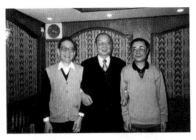

图10：章次公先生的学生欢聚在北京（1996年）
（左起：费开扬、朱良春、陆广莘）

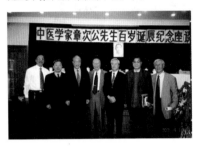

图11：章次公先生百年诞辰纪念座谈会（2003年4月·上海）（从右至左：章鸿慈、柳曾符、诸国本、朱良春、颜德馨、施杞、朱晓春）

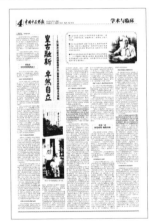

图12：2014年12月8日《中国中医药报》整版刊登了中国中医研究院基础研究院原院长孟庆云的文章"皇古融新 卓然自立"——从《章次公医术经验集看章朱学派的特点与贡献》，从此，开启了章朱学派的新篇章。

就是反对中医，就是反社会主义，扣上了一顶大帽子。后来，卫生部一位副部长说，这个问题属于学术上的不同看法，不是政治问题，可以求同存异。为了缓解矛盾，把章次公送到中央党校学习马列主义，改造思想。他不是党员，但他十分用心地去学习，还写了不少笔记。

章次公先生这位不可多得的一个中医人才，这位风骨铮铮，品格高洁，不遗余力培育后生的前辈，受到如此不公正对待，"心中块垒难消，意气未平"，以致情绪低落，借酒消愁，不幸患上肺癌。1959年11月6日，章次公先生在北京逝世，享年56岁。直到晚年，朱良春先生对这段往事至今未能澄清，依然耿耿难忘，唏嘘不已，表示惋惜与不平。

朱良春深得章次公先生真传，行医为人，求真务实。他牢记章次公老师"发皇古义，融会新知"的教导，深研经典，旁通诸家，师古不泥，锐意进取，勤于实践，勇于创新；在遣方用药方面，也借鉴了章次公老师的特色，用药简练精当，灵活多变，剂量或轻或重，全由病情，受章先生启发，擅长虫类药物的应用；并培育了数以百计的弟子门人。从医近80年，朱良春先生演绎了偏居东南一隅而独树一帜，学术影响遍及海内外的"朱良春现象"，2009年，被原人社部、卫生部、国家中管局评为首届"国医大师"。

朱良春先生对恩师章次公的尊敬，绝不停留在表面上，而是踏踏实实地继承老师的学术思想。他与章次公的学生、亲属一起，多次举办次公先生的纪念活动。章先生逝世20周年时，朱良春在上海玉佛寺举行追思会，率弟子整理、出版《章次公医案》（江苏科学技术出版社，1980）；章次公逝世40周年之际，朱良春出版《章次公医术经验集》（湖南科学技术出版社，1999），并举行纪念会；2003年，朱良春率弟子在上海集会，纪念章次公诞辰100周年，缅怀先生的硕学盛德；2013年，章次公110周年诞辰之际，96岁高龄的朱良春先生广为搜集先生遗著，再次出版了《章次公医术经验集增补本》（科学出版社，2013），大力弘扬章次公的人品、文品、医品。

章次公在临终之际，仍不忘嘱咐"中医欲求融合现代科学，必先求我之卓然自立"。章次公和朱良春这份师生情谊延绵了近80年，他们及其门人的学术传承，创立了皇古融新，卓然自立的章朱学派。

（高想　江苏省南通市中医院）

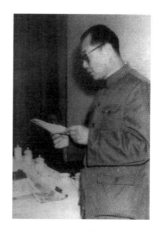

图13：朱良春介绍章师生平（章次公逝世20周年座谈会·1979年11月·上海）

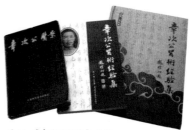

图14：《章次公医案》书影

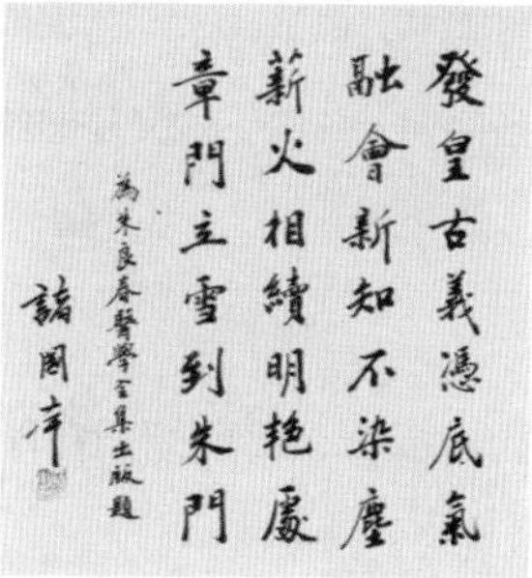

图15：原中国中医药管理局副局长诸国本为《朱良春全集》题词

关中鸿儒，杏林一杰：军门武之望

◉ 武建设

前几天，我在金陵老年大学的学员程女士，把她家收藏了一百一十多年的古籍珍本——女科第一善本《重订济阴纲目》送给了郎中，因为她和她先生两家都没有学医的。郎中非常感动，表示一定要尊重程女士和她家族的意愿，学习其中的精髓，造福更多的百姓。

或许，该书收藏者程女士并不十分了解《重订济阴纲目》是什么样的一本医书，以及这本书是如何流传下来的；也不知道该书的作者武之望的一生是如何的传奇，他又是如何被誉为"军中杏林一杰"的。

《济阴纲目》——妇科专著

在中医界，明代的武之望被认为是一位著名的医学专家，他的著作《济阴纲目》是一部影响甚大的中医妇产科学专著。书中论述了月经病、带下病、胎前产后病，以及妇产科杂病约达 100 余种疾病的辨证与治疗。明代及明代以前中医妇产科的名论、名法、名方尽收其中，尤其是精选的 1700 余首妇产科处方，都是需要认真传承、大力弘扬的精华。

《济阴纲目》征引丰富，编撰得当，方论结合，实用性强，可谓集我国明代以前中医妇产科之大成，这为当代中医妇产科临床疗效的提高提供了有力的支撑和借鉴。它是学习、研究和从事中医妇产科者必读的中医古籍之一，重读此书，对于我们今天进一步学习、掌握古代医家的临床经验，继承、发扬历代先贤的学术思想，开发新一代中医治疗技术和药品，不断提高临床诊疗水平，具有相当重要的现实意义。

《济阴纲目》初刊于公元 1620 年，原刻 5 卷。1665 年经汪淇重订评注，析为 14 卷本，书名乃为《重订济阴纲目》。该书历代刻本众多，大约有 30 余种，其中主要有明·万历四十八年（1620 年）首刻 5 卷本、明·天启元年（1621 年）王氏重刻本、清·光绪三十三年（1907 年）扫叶山房石印本及 1958 年上海科学卫生出版社排印本等。程女士赠予本人的版本为清·光绪丁未年（1907 年）上海瑞文楼石印本。

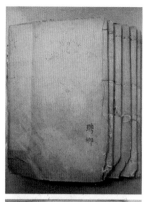
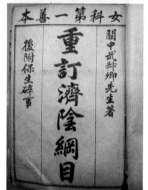
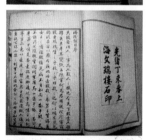
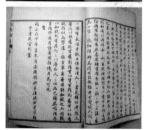

图 16：重订《济阴纲目》书影

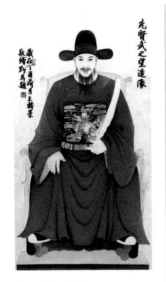

图17：武之望像

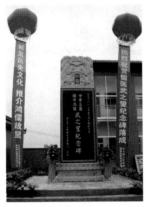

图18：武之望纪念碑（西安市阎良区武屯镇）

武之望其人

武之望（1560-1629年），字叔卿，号阳纡，明代陕西临潼县阜广里广阳屯（今阎良区武屯镇广阳村广镇堡）人，他出生在一个耕读之家，从小经史子集无所不读，尤喜司马迁和苏东坡的文章。明万历十六年（1588年）八月，武之望在西安西门内的陕西贡院参加乡试，一举考中解元（举人第一名）。次年春，他赴京参加会试、殿试，考中进士。

武之望是关中人，据康熙本《江都县志·名臣传》记载"之望长身玉立，丰采映人。政和教肃，士民安之。"他身材高大挺拔，风度超群，一身正气，对上不谄媚，对下不傲慢，磊落果断，许多人想走他的后门都碰了壁。武之望因政绩卓著，后来被提拔到吏部，任考功主事，次年调任吏部文选司主事。此时的他意气风发，荣归故里时也让村人十分羡慕。

武氏《济阴纲目自序》中云："余幼治儒经，长嗜岐黄。"其族叔武带川时为当地名医，精通医术，武之望常求教于他。武之望还是秀才时，已崭露头角，临潼县令张蒲对他就很赏识，断言他必能考中。29

岁考中进士，可以说是早登黄甲。

武氏博学多才，尤能研究医学，公务之暇，先后完成了《济阴纲目》《疹科类编》《济阳纲目》《医帜》等近300万字的中医临床文献的辑著，为中医学发展做出了重大贡献。另编著有《临潼县志》《举业卮言》《扣缶集》《鸡肋编》《吐质编》等，被誉为"关中鸿儒"。

为官清廉，造福黎民

1590年，武之望走上仕途，任霍丘（今安徽霍邱）县令。武之望上任后，缩减公费开支，减轻人民赋税，使百姓安居乐业，连偷盗者都绝迹了。他离任后，当地民众为其建立生祠以纪念。

武之望后来官至都察院右都御史兼兵部侍郎。然而，好景不长，在吏部任职期间，武之望因"生平正色，立朝不为朋党，遇事独断，曾不依违两可"，故而遭到排挤，后调任南京兵部车驾司主事。官场的复杂斗争，使他苦闷不已，遂称病回归故里，时在1603年。

1609年，也就是武之望回故里的第6年，朝廷没有忘记这位忠臣，准备将他二次起用。他复出后，再次担任南京兵部车驾司主事，同年任兵部员外，次年任郎中。在之后的几年，武之望不断被委以重任，然而由于官场争斗、同僚倾轧，性格耿直的武之望难以立足。1626年，他一连三次上疏乞休，皇上恩准他回乡养病。1628年，武之望病假已满，二次复出，出任都察院右都御使兼兵部侍郎，并总督陕西三边（陕西、甘肃、宁夏）军务，可谓位高权重。

天下第一军门

这个陕西三边总督，是朝廷驻守西北的最高领导人，号称"天下第一军门"，故里群众至今仍尊称武之望为"武军门"，总督府设在宁夏固原。主要是防备蒙古各部落南下，统一协调管理陕西、延绥、宁夏、甘肃四巡抚及延绥（榆林）、宁夏、甘肃三边镇，节制甘州、凉州、甘肃、西宁、宁夏、延绥、神道岭、兴安、固原等区域的军事防务力量。所以，这个总督当得好不好，直接关系着王朝西北战区的稳定。

武之望本想凭自己的才干整饬边防，安稳民心、报效国家，但由于当时明朝廷已是国库亏空、腐败滋生，致使百姓赋税沉重，流离失所，农民起义此起彼伏，社会动荡不安。这一切，让年近七旬素来体恤民疾的武之望忧郁成疾，崇祯二年（1629）三月十二日（公历 4 月 15 日），武之望在宁夏固原三边总督府自尽身亡。

武之望生活在明代后期，当时政治黑暗，朝纲不振，他在极其复杂的社会环境中度过自己的一生。他两度出仕，宦海沉浮 30 余年，最终以其正直清廉的形象留在世人心中。他去世后，归葬故里，被祀为乡贤。

解民病痛，杏林一杰

武之望不仅是一位大儒忠臣，更是一位解民于危困的良医。不论是回乡休养期间，还是戎马倥偬的任上，他从未放弃医疗实践和著书立说，最终成为杏林一杰。他博闻强记，著述颇丰，一生致力于医学研究，造福苍生。除医学成就外，武之望在政治、军事、方志、文学、音律、书法等方面也颇有建树。

武之望称病在家时，常常闭门苦读，潜心研究医学，为民诊疗。他撰写的《济阴纲目》五卷本中所存医案多例，足见其所下功夫之深。

万历三十四年（1606），家乡麻疹大流行，发病急骤，幼儿均患，农村无医无药，乡民愁苦不堪。武之望的一个孙子年仅两岁，也患此疾，全家人心急如焚。武之望到处寻找医书，发现管橓所著的《保赤全书》后，如获至宝，他认真研读，检索处方。配了几剂药给小孙子服后，没想到麻疹透发，热退病愈。武之望用同样的治法为家乡儿童治病，无不药到病除，一下救活了近百名儿童，他的名声传遍四野八乡，一时求医者络绎不绝。在此期间，武之望还查阅典籍，广搜博采，编纂成《临潼县志》四卷，具有重要的史料参考价值。

在武之望的家乡，至今还流传着许多有关武之望为群众诊疗疾病的轶闻趣事。临潼区交口街道的贺定一先生讲述过一个武之望"移搭手"的故事。说是明朝时当地有个人叫刘诚，长年在兰州做生意，有一年回家过年，让武之望给他检查身体。武先生说："你身体眼下虽然很好，但七八月间要害搭手病。"搭手就是背部生疮。刘诚听了很紧张，但他还要回兰州做生意，在家不能久待。武之望说："我给你把疮移到小腿上，兰州医生如果给你当一般疮治，千万别治，谁认定是搭手，才能治好。"到了七月底，刘诚小腿上果然生了一个疮，当地许多医生都认为是一般疮，只有一个落魄的乡村医生认出是搭手病，并对移搭手的名医赞不绝口。刘诚的病治好了，而武之望妙手移搭手也在医界传为美谈。

（武建设　南京武郎中工作室）

晚清民国时期的商务印书馆与中医

⊛ 杨东方　周明鉴

　　导言：晚清民国时期，作为最大文化机构的商务印书馆与中医学的关系复杂。编辑中，既有反对中医的急先锋，也有维护中医的中流砥柱。出版上，商务印书馆对出版中医典籍态度消极，但却出版了很多版本价值较高的中医古籍。众声喧哗，错综复杂，这既能看出晚清民国时期中医发展的困境，也能看出古老中国面对科学与传统的复杂心态。

　　创办于清朝光绪二十三年（1897年）的商务印书馆不但是中国现代出版业之巨擘，也是晚清至民国的最大文化机构，在思想启蒙、民智开通、社会改良上做出了极大贡献。而在这个时期，面对西医东渐和整个社会的革命主流，中国传统医学遭遇到前所未有的困境，几乎被废止。一个执文化牛耳，一个几乎被废止，两者的碰撞又会呈现出何种样貌呢？学术界对此已有讨论，邓铁涛、程之范《中国医学通史·近代卷》探讨了商务印书馆出版中医医籍的情况，谢菊曾《涵芬楼往事》、蒲昭和《商务印书馆的武进三名医》列举了商务印书馆出来的部分中医，但均有遗漏和讹误。

商务印书馆的高层对中医持保留态度

商务印书馆最初创办时只是一个手工作坊式的小印刷工场。自从张元济、高梦旦、王云五等人加入后才逐步成为出版界的巨擘。唐振常先生就言："商务印书馆有许多可学之处，首先是要去研究它。就商务本身言，张元济是重要人物。高梦旦、王云五也是重要人物。"其中，张元济（1867–1959 年）一直是灵魂人物。他于 1902 年入商务印书馆。翌年，任商务编译所所长，全力投身商务出版事业。1914 年任经理，1920–1926 年改任监理，1926 年被推为董事长直至 1959 年去世。张元济脱离行政事务退休后，商务的新掌门是王云五（1888–1979 年），他于 1921 年任商务编译所所长，1930–1946 年任商务印书馆总经理。除 1929 年短暂离开商务印书馆外，在 25 年的时间里，王云五一直位居商务印书馆要

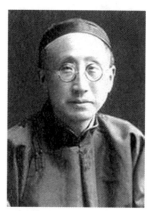

图 19：张元济

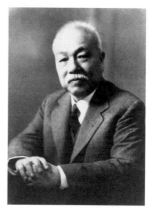

图 20：王云五

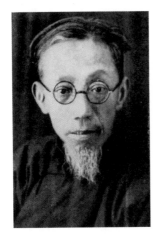

图 21：高梦旦

职，是继张元济之后商务印书馆的大功臣。如章开沅先生所言："张奠基于前，王拓展于后。"除了台上的两位掌门，还有一位幕后的参谋——高梦旦。他前期辅助张元济，后期辅助王云五。高梦旦（1870—1936）曾担任商务馆国文部部长、编译所所长、出版部部长。但高氏最大的贡献是在幕后谋划。庄俞在《悼梦旦高公》中称他为"三十余年之总参谋"。

三人中，高梦旦对中医的态度最为明确。他的好友胡适、王云五等都知道他反对中医。胡适《高梦旦先生小传》："他爱真理，崇拜自由，信仰科学。因为他信仰科学，所以他痛恨玄谈，痛恨迷信，痛恨中医。"王云五《我所认识的高梦旦先生》言："他又以为，现在强盛之外邦确有其致强盛之道；社会状况纵然彼此有些不同，而自然科学是没有国界的。推此一念，所以有病待治，则绝对信赖西医，而反对中医；甚至对其最崇拜之胡适之先生为某中医捧场时，他也不怕公然反对。"在高氏六十岁生日时，丁文江的祝联更指出了这一点："吃肉，爬山，骂中医，人老心不老；写字，打官话，知难行亦难。"因为常骂，含医学界在内的整个社会也都知道了。丁福保就对陈存仁说："高梦旦自鸣是个新派人物，他最反对中医。"

张元济与王云五的态度虽不是那么明确，但也都持保留态度。有一次，谢观邀请张元济担任中医学校的名誉赞成员，他就对谢说，自己信服西医。并在 1916 年 7 月 10 日星期一的日记中载："谢利恒来言，丁甘仁等发起中医学校，邀余充名誉赞成员。余言，向主西医，如无妨碍亦可附骥。"但愿意附骥的原因除了态度圆融之外，还在于谢观与张元济的特殊关系。谢观为张元济母亲之侄孙，张元济之子张树年曾回忆说："1943 年初的一天，表兄谢观（砺恒）来。他是谢太夫人的侄孙。"而谢观又是丁氏中医学校的主要参与人之一。王云五的态度更为隐晦一些。但在他策划出版的《百科小丛书》中有《中医浅说》一书，原属意于余岩。余氏曾提出废止中医案，被中医界视为大敌。但王云五却属意此人，态度不言而喻。后来又想换作丁福保，最后成书的是沈乾一。谢仲墨《中医浅说之批评》言："《中医浅说》，本来是《万有文库》第一集的一种，《万有文库》第一次印发的目录上，记得是写着余云岫编的，后来改作丁福保，现在又改为沈乾一。"丁福保，沈乾一也均不是传统的中医，但对中医的态度较为圆融罢了。另外，王云五在《十年来的中国出版事业》一文中回顾了 1927 年至 1936 年的出版情况，谈到医学典籍出版时，他用了"新医""旧医"指代西医、中医。虽然只是称呼不同，但蕴含的意味是深长的，既然是旧的就是落伍的，就是应该被淘汰的。故中医一般自称国医，称呼西医为洋医或西医，绝对不承认它为新医。名中医陈存仁曾有解释："这里所说的旧医，就是指中医，因为那时我们中医自称是'国医'，这是表示中国固有的国家医术，等于国语国文国旗国徽国术国剧一类的名称。西医对这个称呼，大为不满，可是已经通行，亦没奈何，因此他们就议决把中医的名称改'旧医'，他们自己叫作'新医'。这表示中医是旧式的医术，不久要消灭的，他们的医药是现代化新生的，将来会新陈代谢的。当时西医们，也不愿意人家称他做'西医'，因为'西'字，就表示从西方来的医术，隐隐衬托出中医是中国的国家医术，所以他们一切的公私文件，一律不称西医两字，而对中医的名称绝对不称国医，一律叫作旧医。"王云五采纳西医界的称呼，其倾向可见一斑。从张元济、高梦旦、王云五等人的态度来看，商务印书馆对中医的态度较为保留，这也许就是该馆"倡明教育，开启民智"的内涵之一吧。

商务印书馆走出了很多中医名家

虽然商务印书馆上层不太赞成中医，但商务印书馆却出来了很多中医名家。首先关注到这个问题的是曾在商务印书馆工作过的谢菊曾先生，他在《涵芬楼往事》一文中曾谈及"涵芬楼出名医"转引如下：

一九一六年前后即我在商务编译所（涵芬楼）期间，同人偶患感冒，伤风咳嗽，往往请教图书馆主任朱仲钧诊视一下，开一张中药方，服几帖就痊愈了。原来朱仲钧是海盐人，与所长张菊生同乡，也即是杂志部部长朱赤萌的胞兄。精通医理，在本乡儒而兼医，为人正直，和蔼可亲。张菊生因涵芬楼所藏珍本古籍，常发生被人

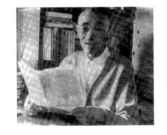

图22：谢菊曾

调包或遗失情事，因此特招他来所，负责主持图书馆。大家知道他会大小方脉，所以遇有小毛病都向他请教，这是当时涵芬楼中我们所知的唯一医生。那时武进人谢利恒（观），原在国文部编地理教科书，后调到字典部编纂《中国医学大辞典》和《中国名人大字典》；同时还有一位武进人恽铁樵（树珏）正在担任《小说月报》主编，我们根本不知道他们懂医理，可是后来居然各自成了名医。大约一九一八年左右，我已在中华银行工作，一天接到朱仲钧老先生的讣告，内有张菊生题的象赞，大书"书城锁钥"四字，亦可见对他依畀之殷了。又隔了几年，忽见各大报报屁股下面，登有大幅横栏广告，系曾任《礼拜六》主编的王钝根手题的"小儿有病莫心焦，请医当请恽铁樵"十四个大字，不觉一愣，暗想恽铁樵怎么会当上小儿科医生来？一经打听，才知恽铁樵原有子女多人，先后因病为庸医所误夭折，于是发愤研究医学，特别注重儿科，后来亲友的子女有病，请他诊治，每能妙手回春，一经传开，求治者户限为穿，因此脱离涵芬楼，正式改行充当医生了。其时适有王钝根的儿女患病经他治愈，因彼此过去是同行，拒受诊金，

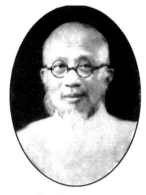

图23：谢利恒

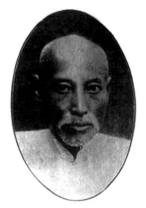

图24：恽铁樵

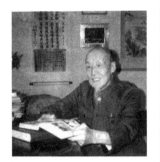

图 25：张赞臣

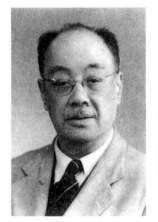

图 26：余云岫

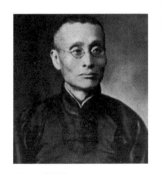

图 27：蒋维乔

王无以为报，便特地登了广告，代为揄扬，这么一来，果然声名愈大，身价更高了。不久谢利恒也脱离涵芬楼，以"孟河世传名医"作号召，也悬牌正式开业。由于他对医学素有研究，经过与临床实践相结合，学验丰富，声誉鹊起，接着便担任了中医学院的院长。我的胞妹佩珍，即在该校攻读，并且拜了谢利恒为师，于毕业后亲侍门诊数年。当我在杂志部工作时，该部有一同事张赞臣不久离馆，据说是悬牌去做外科医生了。数年之后，经常在各大报的分类广告栏内刊有张赞臣医生的广告，可能即是此君。二十年代后期，涵芬楼同人的兼擅西医者，有程瀚章和顾寿白，而主编《小说世界》的叶劲风，听说后来也离馆改行当中医了。

在谢菊曾之后，蒲昭和《商务印书馆的武进三名医》继续探讨这个问题：

在商务印书馆同仁中，曾出现过不少医学人才，如喉科专家张赞臣、兼擅中西医的余云岫、由作家改行中医的叶劲风等。不过，最有影响的应数恽铁樵、谢利恒及蒋维乔，他们同为江苏武进（今常州）人。

蒲氏在文中虽没有提及谢菊曾，但很明显地参考了谢文，只是增加了蒋维乔一人。

综合两人的观点，商务印书馆出现的中医有朱仲钧、恽铁樵、谢观、张赞臣、叶劲风、余云岫、蒋维乔。考察这几个人，恽铁樵、谢观是公认的中医大家，在临床、教育及科研上都有突出贡献；蒋维乔撰有气功学著作，是公认的气功学家；朱仲钧虽未有医籍传世，但谢文指出商务人常常找他看病，另外朱还协助谢观编纂《医学丛书》，《张元济日记》1917 年三月五日记载："商定编《医学丛书》事。先由利恒开单，并请朱仲钧帮忙。"有问题的是剩下几个人，首先是张赞臣，谢菊曾不能肯定，"据说是悬牌去做外科医生了""经常在各大报的分类广告栏内刊有张赞臣医生的广告，可能即是此君"，蒲昭和明确地说是喉科专家张赞臣。中医界的确有一位著名中医外、喉科专家张赞臣。张赞臣（1904-1993 年），江苏武进人。出身于医学世家，1926 年毕业于上海中医大学，创办医界春秋社并兼任《医界春秋》主编。新中国成立后，历任上海市中医门诊所副所长、上海中医学院教授等。但查相关材料，未发现其曾任商务印书馆编辑的经历。恐与商务杂志部编辑同名异人。其次是叶劲风。谢菊曾不能肯定："主编《小说世界》的叶劲风，听说后来也离馆改行当中医了。"蒲昭和则肯定叶劲风由作家改行中医。查相关文献，没有发现叶劲风开诊的记载，也没有发现叶氏撰写的医学著作。他唯一与医学有关联的，是曾主编《中国康健月报》（与葛兰芬共同主编）。该刊 1932 年10 月创刊，1933 年 4 月停刊，共 7 期，为中英文合刊，被邓铁涛、程之范《中国医学通史·近代卷》列为"主要西医药期刊"之一。而在 1947-1948年间，叶氏还在发表文学作品，改行之说恐不可信。最后是余云岫。余云岫（1879-1954 年），名岩，字云岫，号百之，以字行。浙江镇海人。著有《古代疾病名候疏义》等医史著作。但说他中西医兼备，恐怕他自己都不承认。《余氏医述》第一版自序言："不是夸口，我若挂起中医的牌子来，恐怕可以做成上海不可多得的有名中医。说不来要做上海第一等的中医，现在做了西医，却还够不上第一等。"这是假设，实际情况是，他反对中医，是废止中医的旗手。1917 年，编写出版《灵素商兑》，通过批判《黄帝内经》的不科学来抨击中医。1929 年，出席南京国民政府中央卫生委员会会议，提出全面废止中医。故列名在此实在不符实情。

还可补充的是章巨膺和姚若琴。章巨膺(1899–1972 年)，又名寿栋，江苏江阴人。民国 8 年(1919 年)任上海商务印书馆编译所编辑。民国 14年（1925 年)，从师中医名家恽铁樵。三年学成，在沪开业行医。他从商务编辑到中医的转型，给很多商务人留下很深的印象。董涤尘《我与商务印书馆》云:"商务编译所老同事中，同我见面机会较多的，是周予同和章巨膺……章巨膺是常州名医恽铁樵的高足，任上海中医学院教务长。"唐鸣时《我在商务编译所的七年》云 :"英文部中……章寿栋从恽铁樵（曾任商务编辑）学中医，成为上海赫赫有名的章巨膺医生。"与章巨膺相比，商务人较少谈及姚若琴。但陆渊雷《临证医典序》云:"姚子若琴，笃实好学士也，供职于商务书馆，以其余绪作医，僚友数千，病而求治焉，应手辄愈。书馆毁于兵燹，若琴始专业医。"可见，姚若琴也曾供职商务书馆。姚氏除了著有《临证医典》外，还与徐衡之合作编纂《考正丸散膏丹配制法》《宋元明清名医类案》等著作，特别是《宋元明清名医类案》影响很大。

中医存废之争与商务印书馆

民国时期，维护中医与废止中医的斗争构成了中医史的主线。1912 年，北京政府教育部公布学校系统令，随后陆续颁布各科学校规程。其中医药学教育的规程没有中医药方面的内容，这就是著名的"漏列中医案"。经过中医界的斗争，1914 年，北京政府明确表示无意废弃中医，准许中医学校在各地立案。但并未同意将中医加入学系。这个事件之后，中医的废止与抗争越来越成为社会的话题，也涌现出一批废止中医与维护中医的风云人物。废止中医的代表人物是余岩、程瀚章等。其中，余岩态度最为激进。他先撰写出版了《灵素商兑》全面批判和否定中医。又在1920年发表了《科学的国产药物研究之第一步》（发表在《学艺》2卷4号）继续批判和否定中医，说："要晓得阴阳、五行、十二经脉等话，都是说谎，是绝对不合事实的，没有凭据的。"这引起了杜亚泉的注意。杜亚泉（1873–1933年）清光绪三十年（1904年）入商务印书馆任编译所理化部主任；编著自然科学教科书。1911—1919年兼任商务印书馆《东方杂志》主编。杜亚泉立即发表《中国医学的研究方法》（发表于《学艺》2卷8号）一文为中医辩护。杜氏认为："庸俗的医生，把中国医学的理论弃去精华，满口阴阳五行，一切都由他来附会，真是可恶……若是高明的医生，所谈阴阳五行六气三候之类，决不能说他全无道理。不过他们没有学过西洋医学，不能用科学的名词和术语解释他。若是有科学知识的人，肯把中国医学的理论，细心研究，必定有许多地方，与西洋医学相合，恐怕还有许多地方，比西洋医学高些呢？"接着，

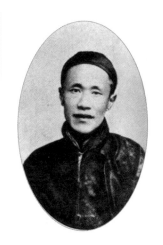

图28：杜亚泉

1922 年，恽铁樵撰成《群经见智录》一书，指出《灵素商兑》的种种讹误。恽氏也就成为第一位迎战余氏的中医人。余岩、杜亚泉、恽铁樵的这次论争限于学理层面的探讨，并尽量保持了论争的风范。恽铁樵《群经见智录》就言："至于余君云岫，与不佞在商务书馆同事数年，虽无交情，亦绝无恶感。今兹所为，尤非对人问题，此则所当声明者也。"但后来的论争越来越激烈，甚至出现了水火不容你死我活的状态。

1929 年，余岩等人提出的"废止旧医以扫除医事卫生之障碍案"在南京国民政府召开的第一届中央卫生委员会议上通过。该方案提出了消灭中医的具体办法，如处置现有旧医；禁止登报介绍旧医；禁止成立旧医学校等。议案一经披露，舆论哗然，当然也立即引起了全国中医界的极大愤怒和反对。于是，原商务编辑谢观走向前台。在他的指导下，张赞臣、陈存仁等召集各地中医团体代表在上海召开全国医药团体代表大会，计到会代表共有 15 省 312 个医药团体 262 人。大会提出到南京国民政府请愿，当场推选谢利恒、隋翰英、张梅庵、蒋文芳、陈存仁等五位代表，其中谢氏为请愿代表团团长。谢观很好地履行了责任，在请愿过程中往往以自己个人的医术推动事情的进展。他的学生陈存仁言："我们坐在马车上，谈论请愿的对象……先行谒见行政院院长谭延闿。我们还没有开口，谭院长已说：'中医决不能废止，我做一天行政院院长，非但不废止，还要加以提倡。'说时他还伸出手腕，要我们团长为他诊脉处方，当时即由谢老师为他诊治，诊毕，谢老师一边唱药味，由我一边执笔缮写，到了次日，各报都把这张方子全文刊登出来。"在谢观等人的努力抗辩下，也在整个社会的积极推动下，国民政府取消了决议，余氏提案最终未能实施。当年秋，政府又发布了不利于中医的政策，谢观再次入都请愿，获得成功。吕思勉《谢利恒先生传》对这两次请愿有叙述："十八年，乃发起中医协会。适中央卫生委员会通过'废止中医案'，中医协会宣言否认，而召集全国医药团体代表大会。三月十七日开会，至者十有五省，医药团体百三十有二，出席代表二百六十有二人，提案百余，成立全国医药团体联合会，其后遂以三月十七为国医节焉。会既终，推君为代表，入都请愿，废止中医之案由是得免施行。其秋，卫生署及教育部又颁中医学校名称及管理药商规则，于本国医药业大为不便。十二月，又召集第二次全国医药代表大会，至者十有七省，团体二百二十有三，出席代表四百五十有七人。君见推为主席暨常务委员，始正中医、中药之名曰国医、国药。会既终，再推代表入都。蒋主席善之，命撤销所布规则，中国医药始得无所束缚。"

可见，在中医存废论争过程中，不管是学理层面，还是社会政治方面，商务人（对时任职或曾任职商务印书馆人的统称）所起的作用都是不容小觑的，废止中医论主要由商务人发起，坚定维护中医者并直接与之斗争者也是商务人。这表明了商务印书馆本身的兼容并蓄。

商务印书馆与中医药典籍出版

《中国医学通史·近代卷》对此有探讨，商务印书馆和中华书局出版的中医书籍部分言：

商务印书馆由夏粹芳（又名瑞方）1897 年在上海创办，初办时主要印刷商业簿册表报，后来以出版教科书、古籍、科学、文艺、工具书等著称于世。在出版的古籍中，有不少影印、编辑、出版的中医古籍，如 1904、1905 年铅印《陈修园医书四十种》和《陈修园医书五十种》，1919 年该馆编译所长张元济等辑《四部丛刊初、二、三编医家类九种》，于 1929、1935 年影印，其中包括《重广补注黄帝内经素问》、《黄帝素问灵枢经》等唐、宋至明代的古医书。1931 年又编印《万有文库一、二集中医书七种》。其后，商务印书馆编辑《丛书集成》应用科学类医学项，原收医书 106 种，后因战争书未出齐，

1935 年编成《丛书集成初编医书四十一种》，先后影印和铅印，其中辑录了六朝以来历代一些重要医书，如龚庆宣《刘涓子鬼遗方》、杨上善《黄帝内经太素》、孙思邈《秘制大黄清宁丸方》、陈达叟《本心斋食谱》、杜思敬《杂类名方》等。同年还从《宛委别藏四十种》中选印《朱氏集验医方》、《小儿病源方论》、编成《宛委别藏医书两种》。此外，商务印书馆还出版一些医书、工具书，如《医学小丛书》30 种、《中国医学大辞典》等等，促进中医药学术的发展。

《中国医学通史·近代卷》论述的相当详细，但存在诸多问题。①《陈修园医书四十种》和《陈修园医书五十种》实在算不上商务的功绩，时人就有批评。王钝根《百弊放言》"书业弊事丑闻"言："中国的一些书商，既无知识，又无道德，却偏能迎合社会大众的心理，作伪的功夫亦十分高强。例如医学书籍，属于专门的学问，其字句出入，都关系到人的性命。但奸商们对这些却全然不管……如陈修园所编纂的医书，也已由十六种变为二十种、二十四种，最近又有四十种和六十种的版本出现。一个早已逝去的古人，怎么会写出那么多的新作？这全都是奸商为图私利而随便增编的。"②《医学小丛书》不是中医类典籍，而是标准的西医丛书，包括余云岫的《微生物》《传染病》，姚昶绪的《寄生虫病》等。

更加值得注意的是，《中国医学通史·近代卷》的论述容易让人产生一个错觉，那就是商务印书馆非常注重中医典籍的出版。实际上不然，王云五《十年来的中国出版事业》回顾了民国十六年一月至二十五年十二月底的中国出版情况，说："关于医学者，新医方面除商务印书馆出有《医学小丛书》七八十种外，尚无大规模之出版物。旧医方面则近年大东书局有《中国医学集成》千册，世界书局有《珍本医书集成》九十种《皇汉医学丛书》七十三种，各装订十四巨册。对于旧医学的要籍，可谓粗备。"可见，商务印书馆引以为豪的是西医著作出版，在中医典籍出版上并不积极，也无法与大东书局、世界书局相比。中医界对于商务印书馆这种态度并不满意，吴去疾鉴于出版乱象曾著有《为商务印书馆进一言》一文，言："余曾著有《敬告印行古医书者》一文及《印行古医书余谈》一文，详论其得失，当时余心目中，甚望该书馆能以老大哥之资格，出而主持其事，以餍海内外人士之望，不谓消息沉沉。"失望之情表露无遗。

实际上，商务印书馆可能也曾有过编纂中医古籍丛书的想法。张元济1916、1917年日记有所透露。1916年载："编译谢利恒开来可印之医书：《医学心悟》《医宗必读》《内经知要》《素灵类纂》《疡科心得集》《外科正宗》《临证指南（徐评）》《汤头歌诀（徐评）》《温病条辨》《本草从新》《本草备要》。以上小种。《内经三家合注》《张氏医通》《六科准绳》《徐灵胎全书》《喻嘉言全书》《王孟英全书》。以上大部（八月四日）。"1917年记载："梦翁交来谢利恒开出拟配医书目录一册，本日送交博古斋柳蓉村代配（元月廿二日）；""商定编《医学丛书》事。先由利恒开单，并请朱仲钧帮忙。另派学生至图书馆（三月五日）"；"谢利恒交来医书目录，即送梦翁请酌定，应否再托人一看（三月三十一日）"；"谢利恒来信……言翻印医书，本年暑假内可发出四十种（七月七日）。"后来却不了了之，具体原因不详，但应该注意的是，余云岫的《灵素商兑》于1917年正式出版，中西医论争越来越激烈，商务印书馆对中医典籍的出版越发谨慎可能是原因之一吧。

商务印书馆对出版中医典籍的谨慎还可从陈存仁《中国药学大辞典》的出版波折看出。商务印书馆约请谢观编《中国药学大辞典》，谢观推荐了自己的学生陈存仁。顺利签约后，陈存仁碰到商务印书馆交际科科员黄警顽，黄对他说，签约是运气好，每逢星期三馆外的特约编辑，如西医余云岫、程翰章要是也在座的话，根本不会成功。可见，西医是商务中医典籍出版的第一个阻碍。虽说签订了合同，但并不意味着顺利出版。丁福保就对陈存仁说："你的《中国药学大辞典》，虽说是馆方请你编纂的，但将来稿件交出

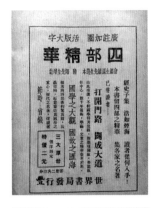

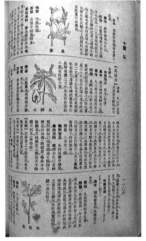

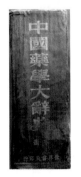

图 29 :《中国药学大辞典》书影

之后，编辑部委员中只要有一个人批上两个字或一句话，你这本书也永不能出版了，何况高梦旦自鸣是个新派人物，他最反对中医……即使过了编辑委员会一关，恐怕高梦旦一关，也不容易过去。"可见，上层是出版的第二个障碍。因种种原因，《中国药学大辞典》最终也未能在商务出版，而由世界书局出版。

商务印书馆虽然不重视中医典籍的出版，但如《中国医学通史》所言的确出版了大量的中医典籍，特别是中医古籍。张元济精于版本、目录及校勘之学，大量搜集孤本、善本书籍，故影印出版了大批古籍，如《四部丛刊》《正统道藏》《学海类编》《四库全书珍本初集》《选印宛委别藏四十种》《景印元明善本丛书》等都有很高的学术价值。这当然也包括里面所含的中医类古籍。除了这些综合性丛书中医学典籍的版本价值较高，一些单独排印的中医药典籍版本价值也很高，如《本草品汇精要》，自明弘治编纂后，一直以抄本传世，甚至几乎散佚，1936 年商务印书馆将它排印行世，学术贡献不言而喻。

除了中医古籍，商务印书馆还出版了时人所写的部分中医典籍，但除徐相任《中国生理学补正》、秦伯未《秦氏痘疹图说》、刘瑞瀜《伤寒杂病论义疏》等部分典籍外，其他典籍要么作者与商务有关系，要么作者为西医（或者强调重新审视中医的人士）。前者如恽铁樵的《伤寒论辑义按》《伤寒论研究》，蒋维乔的《健康不老废止朝食论》《因是子静坐法》《因是子静坐法续编》《冈田武静坐法》，章巨膺的《中医学修习题解》，谢观的《本草品汇精要校勘记》，周越然的《温病入门》等。这些人都曾任职于商务。其中周越然(1885–1945年)曾任商务印书馆函授学社副社长，兼英文科科长。所编《英语模范读本》为各校所采用，销路很大。后者如丁福保的《中药浅说》《中西医方会通》《肺痨病一夕谈》、沈乾一的《中医浅说》等。另外，薛清录《中国中医古籍总目》著录的很多商务版中医医籍，实际上是西医学著作，如余岩《外科疗法》（《医学小丛书》之一）、祝振纲《皮肤病》（《医学小丛书》之一）、胡定安《疟疾一夕谈》《疟疾八章》（胡氏赞同废除中医）等。如此排查下来，可以看出，商务印书馆对出版中医典籍实在谈不上积极。

虽然商务对出版时人编纂的中医典籍不太积极，但有一个大的贡献，那就是主持编纂出版了《中国医学大辞典》。张元济日记记载了编纂过程及商务付出的心血："梦旦来信，言炜士意可编《中国医学大辞典》。用《本草》《医宗金鉴》数书剪贴，工省利重，云云。已复梦旦，可即动手。我想此书宜稍有编辑工夫。名医及医书目似可附。又版式宜小，便于医生携带，用作夹带本（1916 年 4 月 29 日）；""与炜士商、拟约谢利恒编《医药词典》（1916年 5 月 9 日）；""谢利恒来信，报告编《医学字典》原约定自去年暑假时起，至满一年告成。今只成三分之二，尚有三分之一，约年底可以竣事。又言翻印医书，本年暑假内可发出四十种。又已经用去馆外编抄费约二百六七十元，校订旧医书之费约三四十元云（1917 年 7 月 7 日）；""樊仲煦有关涉医学辞典之意见。已批注交梦翁（1919 年 1 月 4 日）；""函告陶、江两公，请将《动物词典》，《医药》《人名》两词典一律限年内完成。惺翁复，人名须

卷耳药香·浅尝

明年六月,医药须正月,但殊无把握(1919 年 8 月 29 日);"告陶、江,《医药》《人名》两词典现须赶,将稿件先阅定若干,作为定本,交出排印。非有大不妥不能再改。再与印刷所商,加人赶排。前昨由惺翁交到方叔远、谢利恒排印报告,均诿过于排印迟缓也(1919 年 9 月 1 日);"告伯训,《中医词典》速发稿。拟停排《人名辞典》,专排《中医》。如校对不敷人,再添人(1919 年 9 月 5 日);"与惺翁商定,胡君复决令专修《人名词典》,勿撰国文。《地名词典》决停,一面催《中医》《动物》词典从速进行(1919 年 9 月 17 日)。"可见,《辞典》由陆尔奎发起,谢观负责,张元济、樊仲煦等人提供了建议。另外还有众多助编者。谢观曾对陈存仁说:"从前我编《中国医学大辞典》,因为那时我是馆中的编辑,只受月薪,不受稿费,助编的有十二人,历时九年之久,而且有两个得力的同事助编,为此辛劳过度,都在半途期间死亡的。""九年之久"指的应该是最终完善版本。因为这部工具书在 1921 年已经出版,后多次再修再版。通观张元济的日记,谢观的说法,可以看出,商务印书馆为这部工具书的编纂出版付出了很多。当然,这并不否定其他人付出的努力,如上海中医专门学校。谢观《中国医学大辞典序言》言:"民国初元,不佞忝长上海中医专门学校,即有志补救此弊,而事体既大,措注为难,继念举要删繁,莫如辞典。乃合全校员工,互相考校。"上海中医专门学校筹办于 1915,1917 年正式招生。谢观一面在商务编纂《中国医学大辞典》,一面在上海中医专门学校任校长,故也利用了上海中医专门学校的力量。

《中国医学大辞典》是我国第一部辞典类大型医学工具书。张赞臣言:"《中国医学大辞典》为当世所推崇,诚中医界之唯一巨著。"陈存仁言:"凡三百二十万言,国医应用之典实,罔不罗载。考讹纠谬,详予博究。而编辑之法,纯得科学条理。千帙盈缩,简约易览。是以医药同人,金视为枕中之秘。出版迄今,凡三十二版,行销册数,约数十万部。"两文都写于半个世纪之前,直至今日，《中国医学大辞典》仍然没有失去生命力，多次再版，为大学教科书大力推荐的工具书。

总之，张元济、高梦旦、王云五等商务印书馆高层对传统中医药持保留态度，对于出版中医药典籍态度消极。但中医药是中国传统文化的一个重要组成部分，商务印书馆影印出版的大量古籍、丛书都有中医药内容或含有中医药类著作。同时，商务印书馆作为最大的文化机构，人才济济，产生了谢观、恽铁樵等多位名中医，并在某种程度上担当起中医论争、抗争的重任。

（杨东方　北京中医药大学国学院

周明鉴　中央民族大学附属中学）

可怜人，无情药：
《红楼梦》中的贾瑞与林黛玉

◉ 刘鹏

　　看到这篇文章的题目，相信大家多少觉得有些违和，贾瑞和林黛玉怎么能放在一起呢。林黛玉是谁，自然不用多说。但对于贾瑞，对《红楼梦》不太熟悉的人，可能还真的一下子想不起是谁。其实贾瑞就是那个色胆包天，被王熙凤几番戏弄，最后死去的"小淫贼"。《红楼梦》第十一回、十二回有详情，不再细表。

　　初读《红楼梦》时，少不经事，最难读懂是人情，觉得贾瑞很讨厌，死有余辜。这两年听台湾蒋勋讲红楼，说老来再读贾瑞，也是个可怜的人，这便是岁月和悲悯。如果说贾瑞的死多少有些咎由自取，那么林黛玉的香消玉殒则是多种悲情境遇的结合。其实，他们的死，除了自身性情、家庭与社会关系影响外，医药不当也是重要的原因，正所谓"可怜人，无情药"。学医出身，读红楼不免多了些医药视角，下面就谈谈我眼中的林黛玉和贾瑞。

林黛玉与人参养荣丸

《红楼梦》第三回"贾雨村夤缘复旧职　林黛玉抛父进京都"中载林黛玉初进贾府时，众人见黛玉身体面庞怯弱不胜，知她有不足之症，便问其常服何药，黛玉道："如今还是吃人参养荣丸。"

林黛玉所得之病在其他章回中也有交代，例如，第三回中写其"娇喘微微"，第三十四回"情中情因情感妹妹　错里错以错劝哥哥"谓其"觉得浑身火热，面上作烧，走至镜台揭起锦袱一照，只见腮上通红，自羡压倒桃花，却不知病由此萌"，腮上两颧发红、发热这是阴气亏虚的典型表现，可见林黛玉的咳喘之证是阴虚咳喘。正因为此，有些人认为林黛玉是肺痨之症，也就是我们现在所说的肺结核。事实倒不一定完全如此，但是阴虚咳喘则无所异议。高鹗所续《红楼梦》的后四十回历来褒贬不一，但高鹗对林黛玉所患阴虚咳喘的判断是没有错的，所以才会在所续第八十二回"老学究讲义警顽心　病潇湘痴魂惊恶梦"中写林黛玉夜晚发热，咳嗽痰中带血。阴虚发热入夜尤甚，所以才会睡觉时咳嗽不停。阴虚则火旺，虚火灼伤肺络，则血溢于外而致痰中带血。这些表现都是阴虚进一步加重的结果。所以，无论是对于林黛玉的体质，还是她的病，我个人感觉人参养荣丸都不适合她。她的咳喘本身就是肺肾阴虚所致，用药自然应该避忌温燥之药，最好的办法是用"金水相生"之法，通过补益肺肾阴气来治疗肺肾阴虚之证。

从这个角度而言，林黛玉的死亡既是为人所伤，又是为药所误，诚为可怜。或许正是因为这个原因，刘心武在其所续《红楼梦》第八十六回"暖画破碎藕榭改妆　冷月荡漾绛珠归天"中才将黛玉之死归咎于"给黛玉配药时，掺进毒物，使其慢性中毒，积少成多"。退一步讲，即使不是掺进毒物，只要在配制人参养荣丸时加大人参、肉桂等温燥之药的剂量，便会使其火上浇油，加重肺肾阴虚而使其毙命。

关于人参养荣丸，该方出自宋代《太平惠民和剂局方》（以下简称《局方》），由人参、白术、茯苓、甘草、当归、熟地黄、白芍、黄芪、肉桂、橘皮、远志、五味子、鲜姜、大枣等组成，整体偏于温补。《局方》的方子偏温燥，因此，自以朱震亨（号丹溪）为代表的金元医家开始便对其多有批评。正如《四库全书总目提要》所言，"儒之门户分于宋，医之门户分于金元……观戴良作《朱震亨传》，知丹溪之学与宣和局方之学争也"。医者的批判并不代表民众的拒绝，该方含有人参等补益药，颇合民众所好，因而在明清时期服用甚多，尤其是经济殷实、社会地位偏高者。清代医家魏之琇《魏之琇医案》载患者凌二官，年二十余，患热证初愈，很可能是因为医生认为病愈身体必虚，便凭想当然处以四君、干姜等温补之药，所服的丸药也是人参养荣丸，患者"久之益觉憔瘦，状若癫狂，当食而怒，则啮盏折箸，不可遏抑"，很明显是妄用温补而复成热病。

贾瑞与人参

贾瑞的死也有误服人参的因素，《红楼梦》第十一回"庆寿辰宁府排家宴 见熙凤贾瑞起淫心"和第十二回"王熙凤毒设相思局 贾天祥正照风月鉴"，详细描写了贾瑞见王熙凤淫心辄起，行欲不成反被王熙凤捉弄的事儿。

事后贾瑞依然欲火难耐，"他二十来岁人，尚未娶亲，迩来想着凤姐，未免有那指头告了消乏等事；更兼两回冻恼奔波，因此三五下里夹攻，不觉就得了一病。心内发膨胀，口中无滋味，脚下如绵，眼中似醋，黑夜作烧，白昼常倦，下溺连精，嗽痰带血。"

"指头告了消乏等事"便是手淫，手淫无度，精气大亏于下，所以会出现脚下如绵、眼中似醋、黑夜作烧、白昼常倦、下溺连精；贪欲动神，心火妄动于上，则会出现心内发膨胀、口中无滋味、嗽痰带血。上盛下虚，治疗当上清心火，下补肾虚。本当忌用温补，但"百般请医疗治，诸如肉桂、附子、鳖甲、麦冬、玉竹等药，吃了有几十斤下去"，肉桂、附子之大热无疑是火上浇油。

"候又腊尽春回，这病更又沉重。代儒也着了忙，各处请医疗治，皆不见效。因后来吃独参汤，代儒如何有这力量，只得往荣府来寻。"很遗憾，投医不效后，贾瑞的爷爷贾代儒往荣国府寻人参来治病。人参补气而性燥，服后会加重原本亢盛之心火，其性燥又能销铄肾精而加重下虚，其后果可想而知。

余论：惧虚与滥补

由林黛玉和贾瑞，我们可以看出中国人对虚证的恐惧，以及由之派生的滥补现象。清代医家徐大椿在其《神农本草经百种录》中曾云："今医家之用参救人者少，杀人者多。"究其原因，从医患双方心理而言，"一则过为谨慎，一则借以塞责，而病家亦以用参为尽慈孝之道"。用人参来补虚，即使药不对证而致病人死亡，不仅医生可免于患者家属责难，患者家属也以为已经用人参这样昂贵的药物来补虚了，是病人命已至此，正如《徐大椿医案》中所云："及其死也，则以为病本不治，非温补之误，举世皆然也。"由此便会明白，为何贾瑞百医不效后，贾代儒要往荣府寻人参，以做最后的赌注。

清代医家王孟英曾云："不知医者，每以漫无着落之虚字，括尽天下之病。"面对疾病，尤其是复杂性疾病和治疗把握性较低的疾病，虚弱是最容易被想到的症结所在。应对疾病尚且如此，那平时的养生、治未病就很容易以补虚为主调。近代以来，民众身体素质的提升被作为摆脱国家落后困境的重要途径之一，无形中也加深了对虚证的厌恶和对补虚强体的渴求。当文化模塑、医学论证、个体需求与政治表达错综复杂地纠缠在一起时，这种情形下的滥补之风，因其基于特定的文化理念而形成，医患双方身处该社会文化氛围当中，一切似乎显得理所当然。

20 世纪 80 年代后，我国经济迅速发展，民众生活水平明显提高，对健康的需求也愈趋强烈和多样。但与之发展不匹配的是，对健康的全面评估和对疾病复杂性的科学认识依然缺乏。特别是近几年，各种养生理念与方法井喷式出现，追捧者皆不在少数。除了本文探讨的虚证与补虚一如既往有存在空间，针对虚证对立面实证的市场也很巨大，排毒之风也蔚为可观。滥补与妄泄，表面上看起来是对立的，但其背后的民众心理与社会文化却很相似。即使是对中医不感兴趣的人而言，他们所持的评断标准"科学"，似乎也经常背离科学精神，国人对抗生素的滥用、对静脉点滴的迷信等过度医疗现象，又何尝不是源于某种文化的渲染与恐惧？

（刘鹏　山东中医药大学）

吴门名医薛生白的快意人生

⊙ 马可迅

提起薛生白，大家都知道他是中医史上著名的"温病四大家"之一。如果我们翻开大学《温病学》教材，会看到类似的如下一段文字：

"《湿热病篇》相传为清代医家薛生白所著。约成书于1770年之前，初刊于1831年。薛生白（名雪，晚年自号一瓢，又号扫叶老人）生于清康熙二十年（1681年），卒于乾隆三十五年（1770年）。江苏吴县人（今苏州市），家居南园俞家桥。薛氏出生于书香门第，家学渊源，自幼刻苦攻读。成年后博学多才，擅长诗画，尤其精通医学，洁身自好，淡于名利。在乾隆初年朝廷曾召举为'鸿博'，但他拒不应试，而以医为业。薛氏在医学上特别擅长湿热病的治疗，著有《湿热病篇》。其他医学著作有《医经原旨》《扫叶庄医案》《自讲日记》，收于吴金寿刻的《三家医案合刻》中的薛氏医案等，此外，还有文学方面的著作如《吾以吾集》《扫叶庄诗稿》《一瓢诗存》等。"

从上述文字中，我们可以了解到，薛生白是吴门名医，淡泊名利，且著作甚丰。但这样的论述其实是脸谱化的，似与历史上的许多名医的事迹雷同，不足以使我们对这位名医的生平、性格、学识、医术等真实的情况有正确的认识。一名医生为何会被朝廷看中参加政治选拔？为何他的文学遗作似乎比医学遗作更多？为何他的医学作品多有是否是他写的争议？有太多问题值得我们去考究。

外貌若沃

如今的时代，人们追逐偶像，首先看颜值。我的这位偶像级大名医长什么样子？身材好不好？没有画像，无从知晓。只能从文字中推敲了。

清代诗人领袖袁枚比薛生白小二十多岁，两人是忘年交。所以袁枚笔下记录了很多薛生白的事迹。例如在《小仓山房诗集》第七卷中有一首诗，题目叫《病中谢薛一瓢》，是在某次被薛生白治好病之后感谢薛生白的，我们来看其中部分文字。

> 先生七十颜若沃，日剪青松调白鹤。
>
> 开口便成天上书，下手不用人间药。
>
> ……
>
> 先生大笑出门语，君病既去我亦去。
>
> 一船明月一钓竿，明日烟波不知处。

根据另外一条线索，在袁枚《随园诗话》中记载的故事，薛生白 70 岁的这年，也就是公元 1751 年，袁枚确实在苏州，而且与薛生白多次来往。期间他生了一场大病，所以留下了好几首诗以描述内心感受。70 岁的薛生白的容颜是什么样的呢？袁枚用了一个词："颜若沃。"

沃就是光鲜、润泽的意思。例如《诗经·卫风·氓》有"桑之未落，其叶沃若"就是描写桑叶长势喜人、润泽茂盛。在袁枚看来，薛生白的面色是红润光泽的，饱满。因为如果是瘦削的人，或者黝黑，那肯定要用其他词来赞美。

从文字中，还能看到薛生白生活很悠闲，修剪松树，调教白鹤等等，这属于生活状态。值得玩味的是"先生大笑出门语，君病既去我亦去"，用大笑二字，毫不费力地展示了薛生白的爽朗，豪情。读完此诗，我们就能初步构想出薛生白的外貌：颜面红润、精神焕发、表情丰富。

《随园诗话》还有一段文字，引起了我的兴趣：

"诗人能武艺，自命英雄，晚年有王处仲击唾壶之意。许子逊《咏飞将》云：垂老犹横槊，穷愁未废诗。荐章终日上，不到傅修期。沈子大《咏怀》云：落笔一身胆，结交寸心血。薛生白《咏马》云：尔不嘶风吾老矣，可知俱享太平时。"

开头是袁枚的一个论点：如果一个诗人会武术，那他一般都有一种英雄情结。举例王处仲。王处仲是何许人也？他是《世说新语·豪爽》里记载的人物，《豪爽》这一篇里描写魏晋时期，士族人士积极、勇武、洒脱、叛逆、原始的个性，揭示了魏晋风度之丰富内涵。王处仲是一名武将，每逢酒后，就吟咏"老骥伏枥，志在千里；烈士暮年，壮心不已"，还留下了用如意敲着唾壶打拍子，以至于壶口给敲缺了的典故。然后袁枚举了三个人物，其中第三位就是薛生白。由此可知，薛生白属于懂得武术的诗人。

在《清史稿》中我找到了新的线索，《清史稿·列传二百八十九·艺术一》中对薛生白的描述中有三个字的直接描写："善拳勇。""善"字表示练得还不错，"拳"就是武术，"勇"字体现出薛生白练的是硬功夫，而不是花拳绣腿。

在《斫桂山房诗存》沈德潜序还有一条线索："（薛生白）驰骋于骑射刀稍之间"，稍，指长矛。虽然薛生白是江南人士，但常常骑马，练习骑射，舞刀弄枪。此外，薛生白还曾制作了一条铜杖（铜棍），镌刻"铜婢"二字，昼夜随身携带。既然是铜棍，其重量必然不轻，因为古人用杖作兵器的，必

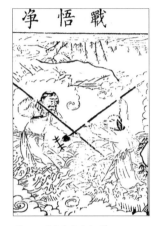

图30：明代沙和尚版画

定是身强力壮者，身材高大者，否则难以使用杖作兵器。

结合以上线索，我们重新审视薛生白的外貌：身材高大，体格健壮，弓马娴熟，精神饱满，皮肤润泽，相貌堂堂。这就是薛生白的外貌，绝非普通文弱书生能比。

通过追寻他的外貌，我逐渐产生了一个新的疑问，无论是骑马射箭、铜杖宝剑，还是轻松白鹤，薛生白每天的爱好，用今天的话说，都是烧钱的玩意儿。是不是可以引出另一个结果：薛生白的家底十分殷实。如果是的话，他到底生长在一个什么样的家庭呢？

诗书后裔

一个人的成长，很大程度上是由他成长的家庭环境所决定的，薛生白自然也不例外。

薛生白的同门好友沈德潜在《归愚文抄》有一段文字："虞卿文待诏外孙，工八法，此册先生平所注意者，顿挫波砾，几欲上掩待诏，盖薛氏世宝也。曾孙雪，与余善，故出而观之。雪亦能书。"

沈德潜，清朝的大诗人，是薛生白的同门，仕途比较顺利，一直做到礼部侍郎。他对薛生白的家世非常熟悉。上面这段文字串讲了几个人物，最后这个雪，指的就是薛雪薛生白。其中有个"文待诏"很关键，历史上的文待诏只有一个人：文徵明。对于熟悉中国古代艺术的人来说，文徵明是赫赫有名的，他与唐伯虎、祝枝山、徐祯卿并称为"吴门四才子"，后世俗称"江南四大才子"。文徵明的书法、绘画都自成一派。

这段文字中提到的虞卿，名叫薛益，字虞卿，沈德潜写他是文徵明的外孙。但根据其他文物发现，这一说法存在误差。文徵明的一幅书法作品《小楷前后赤壁赋》后有一篇附记："崇祯七年岁在甲戌，仲冬二月长至之辰，外从曾孙薛益顿首拜手敬识，时年七十有二。"由此可见，薛益是文徵明的外从曾孙。外从曾孙是指文徵明兄弟的外孙所生的子女。

由此，我们明确了关系，薛生白的曾祖父叫薛虞卿，薛虞卿的外从曾祖父是文徵明。薛生白出生在一个历史非常悠久的书画世家。我们看到了薛生白所生活的家族，从明代到清代都始终保持着诗书传家

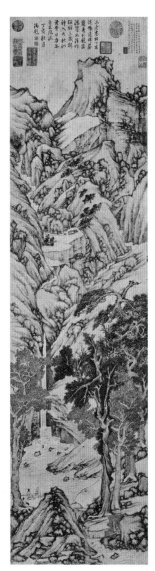

图 31：千岩竞秀图（明 文徵明）

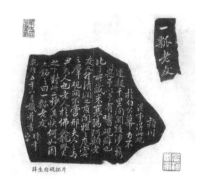

图32：薛生白砚

的传统，这样的成长环境，让薛生白耳濡目染了文学艺术，也为他的成长提供了丰厚的物质基础。

我们欣赏一张薛生白砚的拓片，这方砚原为丁甘仁先生的孙子丁济民所藏，毁于文革，只存拓片2份，丁济民与哥哥丁济万各留了一份。

既然薛生白生活在一个纵跨明清两代的苏州名门，那么，薛生白的家到底在哪里呢？清代江南的经济文化繁荣稳定，农耕文明传统使得人们往往长期几代人定居在一个较小的范围内。那么薛生白家在哪里？还会不会有遗迹可循？

我们在《随园诗话》里找到线索，其中卷三第五十九记载："五月十四日，薛一瓢招宴水南园"，这里说的苏州南园，指的就是苏州城南，至今仍有以南园为名的宾馆。初步确定薛生白家住在苏州城南。

薛生白曾经注解《周易》，取名《周易粹义》。此书开头便是沈德潜的序，序中详细介绍了薛生白著书的情况，其中有这么一句：

"……俞玉吾著书之地，名俞家桥，今一瓢棲息之庐，即其故地。"

沈德潜说元朝有个人叫俞玉吾，隐居

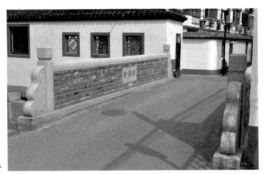

图 33：俞家桥

在南园俞家桥，写了本书叫《周易集说》，而薛生白恰好也在这里写了《周易粹义》。沈德潜本意是感慨古今之人遥相待也，但无意中留给我们的准确定位：俞家桥。既然薛生白住在苏州南园俞家桥，那么俞家桥在哪里呢？通过寻找，终于找到了俞家桥的位置，这座桥虽然很小，但至今仍然存在。从苏州乌鹊桥路由南向北走，行至解放军第100医院门口正对的有一条东西方向的小街，名叫南阳街，南阳街的东口有一座跨羊王庙的小桥，就是俞家桥，是苏医新村的对外通道。据记载，古时候的俞家桥位置应比现在的略靠南。

由此，我们得知，薛生白出生在一个诗书传家的百年世家，其主要居住区域在苏州城南的俞家桥附近。那么，既然薛生白出生于世家大族，学而优则仕，是中国士人的传统，难道他就没有想过出仕？难道真的像教材中记录的那样淡泊名利？

仕途之路

按照我们一般的理解，薛生白是个视功名如粪土的人，因为我们常见的介绍中所引述的文字"两征鸿博不就"，都会被我们理解为两次受举荐进朝廷做官都没有去，进而被我们理解为性情高傲，不愿入仕途。但是，生活告诉我们，人生不可能是一条直线。我们从薛生白成长和生活经历中完全可以看到不同于常规认识的线索。

少年时代的薛生白，曾经求学于杜濬。杜濬（1611-1687年），号茶翁，是明末清初才子，一生郁郁不得志。明朝灭亡之后，逃难到金陵，寓居在鸡鸣山之右，只有几间茅草屋。但是前来求诗的人很多，不过杜濬均谢绝不应。不轻易接受别人的恩惠，晚年的时候更加穷困。去世之后，甚至无以为葬。直到陈鹏年到江宁府任知府，才将他葬于蒋山（今紫金山）北之梅花邨。杜濬诗文豪健，有《变雅堂文集》《变雅堂诗集》传世。

但是，大家不要误以为薛生白跟着这位杜濬是学诗的，实际上薛生白拜师学的是"韬钤之法"。什么是韬钤之法？《六韬》《玉钤篇》两本兵书的简称，泛指兵法著作。所以，薛生白时常会用兵法做比喻：

"譬夫两军相当，鼓之则进，麾之则却，壮者不得独前，怯者不得独后，兵之正也；出其不意，攻其不备，水以木罂而渡，沙可唱筹而量，兵之奇也。"——《一瓢斋诗话》

学习兵法，意味着文人有建功立业之心，例如唐代杜牧就注解过《孙子兵法》，窥此一斑，可知薛生白少年时有躁动的种子，这也是极正常的。

果然，在薛生白青年时期，就参加过国家大型政治活动。康熙四十四年，时年二十五岁的薛生白参加了康熙帝南巡的迎驾活动。这是一个积极的信号，不难看出，此时薛生白欲涉足官场仕途的积极心理。

很多年后，薛生白在《抱珠轩诗存》中《挽徐澂斋太史》题下注曰："太史早岁与余同应钦诗。"指的就是这件事。诗题中"徐澂斋太史"即指徐葆光，据《清史稿》记载："徐葆光，……圣祖仁皇帝南巡，伏谒献诗。既举京兆，康熙五十一年，试礼部，不第，特赐一体殿试，遂以一甲三名进士，授翰林院编修。"在这次盛大的迎驾活动以后，徐葆光因为写诗得到了康熙帝的赏识，从此平步青云，虽试礼部落第，仍被恩赐一体殿试。而薛生白所写的诗未能得到康熙赏识，他在诗作中追忆："忆君同应诏，老我独悲歌。"既有对功臣徐葆光仙逝的痛惜，也隐含对自己此时两难处境的悲鸣。因为他确实不止一次地希望通过皇帝的征召而入仕。

据《清史稿》记载：

"薛雪，字生白，自号一瓢。少学诗于同郡叶燮。乾隆初，举鸿博，未遇。"

山东的国医大师张志远先生曾在 1991 年写过一篇《薛雪生平小考》，秉持这一说法："乾隆一年（1736 年）地方政府推举他（薛雪）进京会考博学鸿词科，以诗赋《山鸡舞镜》押山字十二韵求取功名，保和殿发榜名落孙山。自此思想转变，乃专心致力于医苑。"张志远先生这篇论文内容写得很精彩，做了很多罕见的引用。所谓"两举鸿博"，指的就是雍正十三年准备举鸿博，但却因驾崩未能成形，第二年乾隆一年重新办了这次举鸿博，因此称为"两举"。薛生白参加了此次政治选拔活动，并且按要求撰写了诗作，可见时年 55 岁的薛生白仍然没有放弃功名的追求。

其实这也很好理解，薛生白成年后拜过一位重要的老师叶燮。叶燮（1627–1703 年），字星期，浙江嘉兴人，是当时的诗坛领袖。而薛生白一位重要的同门，就是本文多次出现的沈德潜。沈德潜就受到乾隆的赏识，平步青云。相形之下，薛生白想要向同学看齐的心理是毫无疑问的。

参加康熙、乾隆的政治选拔活动，是薛生白有意愿从政的正面体现。

另外还有一些侧面证据，在没有获得官职的中青年时代，薛生白也是积极从政。在《一瓢诗话》第四十条："独往山人黄遵古与余同客武林幕府，朝夕观其作画。"在《斫桂山房诗存》中《寄怀郭月川并答来诗》题下小字注曰："月川与余同客武林幕府。"这些文字都表明了薛雪做过一份职业：幕府。供职的地点：武林。武林是杭州的古称。幕府的工作就是给军政首长做智囊，是古代文人谋生并等待时机、积累资源进而从政的一条途径。

所以我们可以肯定，薛生白曾试图通过正面和曲线的途径谋取政治上的地位，这个过程很漫长，薛生白经历了长期的磨砺。直到公元 1736 年，也就是乾隆一年举鸿博之后，时年 55 岁的薛生白才真正放下求取功名的努力，此后再未有追求功名的痕迹。

其实，对于追求功名的经历，薛生白也没有否认，例如袁枚有首诗题目就叫《寄薛徵士一瓢》，其中"徵士"即指不接受朝廷征聘的人。可见薛生白的朋友们对这件事也是作为日常话题可以提及的，并不会刻意回避。

了解到薛生白在前半生曾羁縻于功名，并不影响我们对他的尊崇，因为他不再是神话，而是鲜活的、有血有肉的真实的人，一个传统文化背景中孕育出的典型的文人。这对我们理解薛生白、理解儒医都有着重要意义。那么，这位典型的儒医，又有怎样的性格特征呢？

薛叶之误

对于薛生白的性格，自清代中叶以来最为群众所津津乐道的，就是薛生白与叶天士的矛盾。故事非常多，尤其是"扫叶庄"和"踏雪斋"的对立，似乎薛生白在医学上始终与叶天士不能和谐共处，似乎他是一个很敏感而自傲的人。

其实，经过我们上文的求索，已经可以看到，对待一个人的看法，决不能简单的切割。运用当时的材料，可以尽可能地还原真实的情况。

薛生白的扫叶庄是有的，因为其出版的书籍夹缝就有扫叶村庄的字样。但扫叶肯定不是为了扫平叶天士，而是另有内涵。沈德潜在《扫叶庄记》一文中就述说的很详细，其实"扫叶庄"之名，有两个含义：一是系薛生白著《周易粹义》时，其书稿屡定屡更，芟汰疵类，好似扫去落叶，旋扫旋生，说明薛生白治学之严谨。另一个意思，南园原来树木葱郁，常为落叶封径，行人迷踪，常须童仆扫去落叶，是因特定的地理环境赋以儒雅的文学色彩。无论哪一层，跟叶天士都无关系。

民间对二人关系的误解，还有一层原因，仅仅是因为两人齐名。但是，如果我们观察一下两人的生平事迹时间，就能发现问题。叶天士生于康熙五年（公元 1666 年），卒于乾隆十年（公元 1745 年）。而薛生白生于清康熙二十年（公元 1681 年），卒于乾隆三十五年（公元 1770 年）。二人相差十五年，当叶天士在三十岁之前医名已经开始卓著的时候，薛生白仍然是个少年。而当薛生白将精力专向医学的时候（1736 年之后），叶天士已经人到晚年。且叶天士是个纯粹的医生，属于工匠一类的身份，薛生白始终是文人、士大夫一类的身份。从阶级来看，在那个社会中，薛生白是优于叶天士的。如果薛生白总是想和叶天士过不去，未免是主动拉低身价了。以薛氏的豪情，未必会做出如此多市井怄气之事。

事实和传说杂揉，导致在《苏州府志》《清代七百名人传》等多是自相矛盾的记载，先说薛生白与叶天士不和，紧接着又写"（薛）然每见叶处方而善，未尝不击节也"。薛生白看到叶天士的好处方，还要表示赞叹。这说明了什么？说明薛生白在医学上对叶天士还是服气的。

反过来看，叶天士的"踏雪斋"则更属杜撰，是好事者编出来的。对于二人的评价，《渔友斋医话》的作者黄凯均，有一句评语非常贴切，他在笔记《遣睡杂言》中写到："二人皆聪明好学，论人工薛不如叶，天分则叶不如薛。"

其实，薛生白对名医名家是很欣赏的，例如他和徐灵胎也相处融洽。徐灵胎（1693–1771 年）是当时著名的医学家，也是著作丰富，涉猎广泛。

薛生白在《一瓢斋诗存》卷三有一首诗《东山逢徐灵胎》：

> 相值东峰下，相看鬓欲霜。
>
> 年华共流转，意气独飞扬。

四座惊瞻顾，连城且蕴藏。

如余空说剑，无路扫欃枪。

东山就是指的太湖里的东山，也叫洞庭山，是碧螺春的道地产地。太湖洞庭山与中医有着深刻的缘分，许多著名医家在这里留下足迹：《温疫论》的作者吴又可在这里避过战争，《张氏医通》的作者张璐玉在这里隐居了15年，就在岛上的林屋洞附近撰写了多部著作，叶天士在这里游览的时候口述、弟子顾景文记录整理了《温热论》。而薛生白和徐灵胎还在这里见面聚会。这首诗是两个人年龄都有点大了的时候，相逢于东山，互相都很赞许，堪称知音。徐灵胎是极其心高气傲的人，薛生白能够与之相处融洽，正说明其他对有才华的人士是能够相知的，他的性格是包容的。反过来，也说明薛生白在医学上是有成就的，但是，为什么薛生白的医名会出现波澜，为什么连《湿热病篇》都会有著作者是谁的争议？

医名天下

如今我们来认识薛生白，首先是因为他是名医。但是，这位名医的医名，却在一定时间内被掩盖了，这是为什么呢？有一封信，标题叫《与薛寿鱼书》，从中可见缘由。薛寿鱼是谁？原来他就是薛生白的孙子。而写信的人，就是袁枚。袁枚在信中对薛寿鱼大加斥责。我们来看看这封信的全文：

天生一不朽之人，而其子若孙必欲推而纳之于必朽之处，此吾所为悁悁而悲也。夫所谓不朽者，非必周、孔而后不朽也。羿之射，秋之奕，俞跗之医，皆可以不朽也。使必待周、孔而后可以不朽，则宇宙间安得有此纷纷之周、孔哉！

子之大父一瓢先生，医之不朽者也，高年不禄。仆方思辑其梗概以永其人，而不意寄来墓志无一字及医，反托于与陈文恭公讲学云云。呜呼！自是而一瓢先生不传矣，朽矣！

夫学在躬行，不在讲也。圣学莫如仁，先生能以术仁其民，使无夭札，是即孔子"老安少怀"之学也，素位而行，学孰大于是！而何必舍之以他求？文恭，相公也；子之大父，布衣也，相公借布衣以自重，则名高；而布衣扶相公以自尊，则甚陋。今执途之人而问之曰："一瓢先生非名医乎？"虽子之仇，无异词也。又问之曰："一瓢先生其理学乎？"虽子之戚，有异词也，子不以人所共信者传先人，而以人所共疑者传先人，得毋以"艺成而下"之说为斤斤乎？不知艺即道之有形者也。精求之，何艺非道？貌袭之，道艺两失。医之为艺，尤非易言，神农始之，黄帝昌之，周公使冢宰领之，其道通于神圣。今天下医绝矣，惟讲学一流转未绝者，何也？医之效立见，故名医百无一人；学之讲无稽，故村儒举目皆是。子不尊先人于百无一人之上，而反贱之于举目皆是之中，过矣！

仆昔疾病，性命危笃，尔时虽十周、程、张、朱何益？而先生独能以一刀圭活之，仆所以心折而信以为不朽之人也。虑此外必有异案良方，可以拯人，可以寿世者，耕而传焉，当高出语录陈言万万。而乃讳而不宣，甘舍神奇以就臭腐，在理学中未必增一伪席，而方伎中转失一真人矣。岂不悖哉！岂不惜哉！

原来，在薛生白去世之后，他的子孙想为他争取一个更好的名声，于是写信给袁枚，想请袁枚写一段墓志铭，要求是能彰显薛生白在理学上的成就。结果袁枚非常愤怒，对薛寿鱼大加斥责。斥责的理由：薛生白生平最重大的意义，就是治病救人，但是薛氏后人却不愿意提及，反而想在理学上动脑筋。这可以明显地看出薛氏家族对医学的不重视，因为一个世家文人大族，总应该在理学上有所成就。从医，不过是工匠类的"低级"事务，是拿不上台面的。也正因为如此，薛生白一生对医学的贡献，反而被忽视了许多。如果其家族能够突破当时的社会心理，也许能留给我们更多关于薛生白的医学思想和医学经验。

如今，我们只能从少量的资料中，去探寻薛生白医学思维的特征，其中有一个重要特点就是：医易结合。他在《日讲杂记》有一段话：

"在《易》先天图，乾在上在南；后天图，乾在下在西北，与《内经》之旨正合，体用互呈，生成共著，人体一小天地，岂不信哉？《系辞》释先天圆图云：'数往者顺，知来者逆'。'数往者顺'，即后天之用，五行相生之谓，《内经》人寿可得百年之说也。'知来者逆'，即反五行之相克为相生，轩岐治病之秘旨也。从后天图位逆到先天图位，便是金丹大道，攒簇五行作用。余尝言人须得半个神仙身份，方当得起'名医'二字，实非浪语。"

另外，他还重刻过《内经知要》，并在序中称："要知此道之源，出自轩皇君臣，以羲皇一划之旨，终日详论世人疾病之所以然，垂教天下后世以治法之所当然。而药物则又出乎炎帝，躬行阅历，察四时山川水土之宜，考五金八石之性，尝水陆草木之味，以定其有毒无毒，寒热温平，攻补缓急之用。相传各有遗书，轩皇者曰《素问》、曰《灵枢》，炎帝者曰《本草》。"在薛生白的眼里，为医者若不熟知医药之根源，终不能成为良医。

那么，薛生白是如何实践这些思想的呢？《三家医案合刻》是笠泽（苏州）吴金寿刊刻的，记录了薛生白、叶天士、缪遵义三位苏州名医的医案若干。尤其提到薛生白的医案是苏州一位姓朱的人士的抄本，散见的医案非常少，后来又在同乡沉子莲溪有手抄本，比朱氏的多十分之四，所以赶紧收录。但是最终也只有74则医案。所以吴金寿自己说了句话："倘同志君子另有藏本，尚希邮寄补刊，以广其传，幸甚。"

其中有一则特殊医案，是古代医案中罕见的涉外医疗记录：

苏禄国贡使契必丹，副使阿石丹，久咳不能卧案。辨八方之风，测五土之性，大率贵邦，偏在中华之巽上，箕尾之前，翼轸之外。阳气偏泄，即有风寒，易感易散。来此华夏，已属三焦。况不得卧下，肺气大伤，止宜润降而已。

蜜炙枇杷叶、麦门冬、川贝母、甜杏仁、经霜桑叶、米仁

这则医案说明，在当时，薛生白的确是医名卓著，不然不会连外国使臣都来找他。而这一则医案中，非常娴熟地应用了《周易》的思维，分析了患者的病情，因时因地因人制宜，用药也非常精炼而准确。整个医案文字优美，一气呵成，展示了薛生白的文采、医术、医易结合思维等综合能力。其他冠名为薛生白的医案只要与《三家医案合刻》中的薛生白医案比较，都会显得黯然失色，只可惜，这样的医案存世的太少了。

附：薛生白的著作

医学类：《湿热病篇》(《湿热论》)《三家医案合刻·薛生白医案》《吴医汇讲·日讲杂记》《医经原旨》。

文艺类：《一瓢诗话》《一瓢斋诗存》《斫桂山房诗存》《抱珠轩诗存》《旧雨集》《周易粹义》。

伪书：《扫叶庄医案》《薛生白医案》《碎玉篇》。

（马可迅　南京市秦淮区中医医院）

宋代风俗医疗画：李唐《村医图》

❂ 张树剑

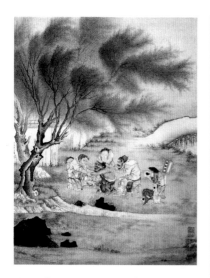

图34：村医图，原画为 [宋] 李唐绘，此为著名画家吴官本摹宋本，中国医史博物馆藏。原画藏于台北故宫博物院

宋代画家李唐画有《村医图》一幅，原迹藏于台北故宫博物院。《故宫书画录》载有此画："素绢本，著色画，立轴，无款识。上右角有'乾隆御览之金'玉玺印。绢高二尺一寸二分，广一尺七寸九分"，并题名"灸艾图"，《中国医学通史·文物图谱卷》将此画名为"民间医生手术图"。[①]（图34）

李唐，字晞古，河南人，宋徽宗时入宣和画院。靖康之乱后，李唐南渡，曾于临安鬻画为生。[②]《图绘宝鉴》卷四记载李

① 傅维康、李经纬、林昭庚编：《中国医学通史·文物图谱卷》，第112页。
② 李唐的生平与绘画研究，代表性的有邵洛羊：《李唐》，上海：上海人民美术出版社，1980年；陈传席：《李唐》，石家庄：河北教育出版社，2006年；令狐彪：《宋代画院画家考略》，《美术研究》，1982年，第4期。

唐事迹："建炎间（1127–1130）太尉邵渊荐之，奉旨授成忠郎，画院待诏，赐金带，时年近八十，擅画山水人物，笔意不凡，尤工画牛，高宗雅爱之。"[1]有学者考证，《村医图》是作者李唐经历了重重磨难在画风发生重大转变之后的一幅风俗人物画作品。作者独具特色的刚劲转折的线条和大斧劈皴法的使用，代表了作者所在时代的绘画风格和艺术主张，其创作年代应该在南宋绍兴后期。[2]

　　张择端的《清明上河图》是一张描绘北宋汴京城市的全景图，其间药铺医馆的招牌立于街头，走方医也穿梭于市巷，可以一窥宋代医者与医药环境的总体状态。李唐的《村医图》则是一张野郊郭外的治疗图，情景细致，纤毫毕现，从中可以领略宋代医疗的具体场景。

走方医

　　《村医图》描绘的是一位走方医生为一位中年男子背部做手术的场景。医者也是一位中年男子，衣衫简朴，看来收入并不丰厚。一般而言，古代走方医的生活境况要比坐堂医差一些。画中医者身后有一个手持膏药的医童，医童右侧的一个圆形的金属器物，是走方医的标志性道具"虎撑"。

　　走方医，又叫铃医，由于走方医手持摇铃而得名。摇铃，又名虎撑，外圆中空，铸铁为之。民间相传为唐代名医孙思邈遗制，据说孙思邈路遇猛虎喉中刺入骨刺而求助，孙思邈以铁环撑虎口，探手虎之喉中以取出刺骨，故有"虎撑"之名。传说当然不足信，民间亦有汉代名医华佗以铁环撑虎口摘

---

① ［明］夏文彦：《图绘宝鉴》，上海：世界书局，1937 年，第 61 页。
② 葛剑辉：《李唐〈村医图〉赏析》，《大舞台》，2012 年，第 11 期。

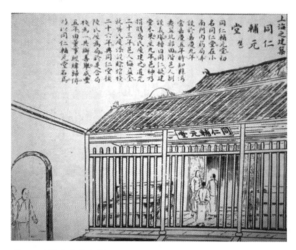

图 35：串铃卖药图（清代无名艺人画稿）

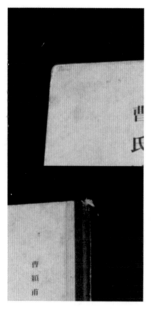

图 36：八卦星月纹串铃（虎撑）（上海中医药博物馆藏）

喉瘤的传说。不过，手握虎撑，摇铃串巷的确是古代走方医的职业写照（图 35）。江苏吴县诸生石渠（字梅孙，约 1803 –1873 年）的《葵青居诗录》中有一首专门描述"虎撑"的诗："一幅白帘标姓名，一围圆相摇且行。活人那有好身手，毒口偏能为虎撑。"①虎撑大约有厌胜趋吉的意义，摇动时内中铜铃叮珰作响，为走方医招揽患者的职业器物（图 36）。

① ［清］石渠：《葵青居诗录》，上海：商务印书馆，1939 年，第 59 页。

手术图

《村医图》原题"灸艾图",收藏者认为描绘的是医者为患者艾灸背部,不过,从图中的元素看,似乎不是一幅单纯表现艾灸过程的图,应是一位医者在为给患者背部做手术,《中国医学通史·文物图谱卷》标为"民间医生手术图"应该较妥。医者手持一个约三寸长的器具在患者背部治疗,应该是一个类似手术刀的外科器具,不会是艾条。宋代施灸都是在皮肤上直接用艾炷烧灼,而用类似于艾条的器具施灸,大约在明代才开始。患者背部患处局部的细微部分很难辨清,不能确定是否有艾炷。而且,医童手持膏药,准备在术毕后敷于患者背部,也说明该例手术的性质。背部疮疡类的手术以后,敷以膏药也是古代医者的医疗常法。此外,患者表情极为痛苦,有家人在用力按住他,这种痛苦不是一般的灸艾能够造成的。

中医对外科疮疡手术治疗早有记载,至宋代已经有比较成熟的技术了。《灵枢·痈疽》:"发于足趾,名脱痈,其状赤黑,死不治;不赤黑,不死。不衰,急斩之,不则死矣",描述了脱疽手术截肢的治疗方法。《素问·病能论》曰:"夫痈气之息者,宜以针开除去之",《素问·长刺节论》:"治腐肿者刺腐上,视痈大小深浅刺",这两篇提到了用针刺排脓的方法。《内经》中刺法十分丰富,其中用锋针切开排脓是当时的常用技术。北齐时期外科学专著《刘涓子鬼遗方》,宋代《卫济宝书》,南宋李迅编《集验背疽方》,陈自明《外科精要》中均有手术引流治疗疮疡痈疽的记载。

麻醉药

《村医图》中接受治疗的病人神情痛苦,双目圆睁,双臂被一壮年男子与一少年紧紧抓住，旁边一位年轻女子用力压着他的肩头，如此手术情形，显然医者没有为他实施麻醉。

中医学应用麻醉的历史还是很久远的。出土文献《五十二病方》中即有应用药物治刀箭创伤的记录："令伤者毋痛，毋轿出，取故蒲席厌□□□燔□□□痛。"[1]《后汉书·华佗传》记载华佗应用麻沸散来实施外科手术："若疾发结于内，针药所不能及者，乃令先以酒服麻沸散，既醉无所觉，因刳破腹背，抽割积聚。若在肠胃，则断截湔洗，除去疾秽；既而缝合，傅以神膏。四五日创愈，一月之间皆平复。"[2]与李唐同时代的宋代灸法专家窦材《扁鹊心书》中提到了"睡圣散"："人难忍艾火灸痛，服此则昏不知痛，亦不伤人，山茄花、火麻花……采后共为末，每服三钱，小儿只一钱，茶酒任下。一服即昏睡。"[3]

虽然有明确的应用麻醉药的记载，但手术应用麻醉药在宋代毕竟是非同小可的事，如果应用不当，容易引起医疗事故，所以这一手段在当时并不是很普及，民间医生更趋向于不应用麻醉而直接手术，史书中"若在肠胃，则断截湔洗"的腹腔手术多数有夸张的成分。《村医图》的描绘情形大约还是背部疮疡的切开引流术，这一手术原本亦不需要让病人服用麻醉药后"昏不知痛"。

膏药

医者后面的小童手持一贴膏药，这一细节十分真实生动。痈疽疮疡切开引流后，敷一贴祛腐生肌的膏药是中医外科的常用技术。

---

① 马王堆汉墓帛书整理小组编：《五十二病方》，北京：文物出版社，1979年，第30页。
② ［宋］范晔撰，［唐］李贤等校注：《后汉书》，第2763页。
③ ［宋］窦材：《扁鹊心书》，北京：中医古籍出版社，1992年，第97页。

早期的中医外科学专著《刘涓子鬼遗方》中记载了外用膏药 79 张，用以治疗痈、疽、疮、疖等病。[1]《外台秘要》卷第二十四载有痈疽方 14 首、痈肿方 25 首、石痈方 5 首、疖痈方 14 首、附骨疽 16 首、缓疽方 4 首、瘭疽方 4 首、发背方 4 首、痈疽发背杂疗方 26 首，其中"又疗发背及一切毒肿方"记载："生麻油六合，黄丹二两半，地胆两钱（捣碎，筛），生栗子四十九枚（取大小中者，熬焦，去皮碎，绢筛）。右四味，和于铜器中盛，用炭火重汤煎候沫溢出，与器口欲平，取小麦一合，分二人嚼取筋，急内药中搅，使与相和，膏擎下，安铜器冷水中，成膏讫，以故帛涂膏贴所苦处，晨夕换膏。"[2]宋代官修方书《太平圣惠方》《太平惠民和剂局方》对于治疗外科疮疡的膏药也有大量记录，如紫金膏、连翘膏、万金膏、神仙太乙膏等。这一名游方行医的郎中虽然未必是手到病除的国手，但既然能够操作技术要求较高的外科手术，外治膏药的应用应该也是得心应手的。

（张树剑　山东中医药大学）

① ［晋］刘涓子撰，［南齐］龚庆宣编：《刘涓子鬼遗方》，北京：人民卫生出版社，1986 年。
② ［唐］王焘：《外台秘要》，北京：人民卫生出版社，1955 年，第 649—674 页。

现代数理概念在传统中医的体现

梅雨

科学与传统中医，这是当代学习中医的人都会思考的问题。在用科学来套传统中医的时候，我们更应该了解的是中医自己的理论体系和思维方式。传承数千年的《黄帝内经》中，传统中医的天文、历法、人文、地理，记载着中医的思维方式和理论模型，传承了几千年的中医思想究竟是什么样的呢？今天的你我真的了解吗？今天中国的基础教育是按照科学教育的方式进行的，在这样教育环境中长大的人们对于科学更容易理解接受，对中国传统的思维模式却是疏离的和陌生的，那么我们就从现代科学的数理概念入手，看看传统中医是怎么看待这个世界的，看看数千年前流传下来的传统中医与当代科学的前沿思想存在哪些不谋而合？

中医的时空观：从牛顿力学到狭义相对论

近代西方科学自明朝传到中国，处于文明衰落期的中国人发现西方的数学、物理逻辑清晰，可量化、公式化，最具代表意义的是牛顿的数学和物理思想，牛顿的理论体系是建立在绝对时间和绝对空间的假设之上。

"绝对时间"，通俗地理解就是：时间是绝对的、独立的、永恒的，不受周遭一切控制，是不能被改变的。牛顿在《自然哲学的数学原理》一书中这样表述："绝对的、真正的和数学的时间自身在流逝着，而且由于其本性而在均匀地、与任何其他外界事物无关的流逝着，相对的、表观的和通常的时间是……通过运动来进行的量度，我们通常就用诸如小时、月、年等这种量度以代替真正的时间。"这很符合我们看到的世界的样子。

"绝对空间"的概念说物体静止时，物体存在空间中；物体运动时，物体存在空间中。由此可知，空间的存在与物体的静止或运动无关，所以空间的存在是绝对的。

自从牛顿于 1678 年建立了绝对空间和绝对时间概念，人们从常识中感到这个概念似乎是非常正确的。牛顿把地球上物体的力学和天体力学统一到一套力学体系中，创立了经典力学理论体系，成为十八、十九、二十世纪科学的代表思想，牛顿的绝对空间和绝对时间的概念一直在自然科学界和哲学界占据主导地位。同时，也是当代中国所有受过高中以上教育的人的基本科学思想，今天大多数中国人的科学思想的基础是来自高中学习的万有引力、经典力学、受过高等教育的还有大学学的微积分，这都是牛顿时期的数学和物理思想。

尽管在其后的两百年间倍受质疑，直到距今一百年前出现的《相对论》彻底消除了人们关于绝对空间和绝对时间的幻想，但是今天中国受过教育的人群中，绝对时间、绝对空间仍然是人们时空观的主流。习惯绝对时间、绝对空间观念的人读中医经典时，会发现中医经典真的很不科学：时间、空间混为一谈。

不为中医所专有，中国传统文化的时空观念都是时间、空间一体的。举个例子，看到"阴、阳"，您会想到什么？

1.白天、黑天为一日之阴阳，白天为阳黑夜为阴；春夏为阳，秋冬为阴，寒暑往来代表时间的流逝——阴阳的时间相。

《黄帝内经》中，阴阳的时间相有很多，《素问·金匮真言论》曰："平旦至日中，天之阳，阳中之阳也；日中至黄昏，天之阳，阳中之阴也；合夜至鸡鸣，天之阴，阴中之阴也，鸡鸣至平旦，天之阴，阴中之阳也。"《素问·厥论》曰："春夏则阳气多而阴气少，秋冬则阴气盛而阳气衰。"《素问·气交变大论》曰："阴阳往复，寒暑应随。"《素问·五运行大论》："阴阳之升降，寒暑彰其兆。"《黄帝内经》中，阴阳的时间相不胜枚举。

2.房间的阴面、阳面，山之阴、山之阳，是对空间位置的描述，阳面为南，阴面为北——阴阳的空间相。

《黄帝内经》中，阴阳的空间相也有很多。《素问·阴阳应象大论》曰："积阳为天，积阴为地"，"清阳为天，浊阴为地"，天地上下分阴阳。《素问·五常政大论》曰："东南方，阳也，阳者其精降于下，故右热而左温；西北方，阴也，阴者其精奉于上，故左寒而右凉，空间方位分阴阳。"

3.阴阳在人的应用类型很多，既有用于指代男女性别的不同，男子为阳、女子为阴，也有不同身体状态、性情、甚至品行的阴阳，如《灵枢·阴阳二十五人》，既指人在时间和空间中，同时阴阳的时间相、空间相亦同时应用在人体。

阴阳的时间相在人体中的体现，如《灵枢·卫气行》曰："故卫气之行，一日一夜五十周于身，昼日行于阳二十五周，夜行于阴二十五周"。

阴阳的空间相在人体中的体现，如《素问·金匮真言论》曰："夫言人之阴阳，则外为阳，内为阴，言人身之阴阳，则背为阳，腹为阴。言人身之脏腑中阴阳，则脏为阴，腑为阳。"《灵枢·经水》曰："故天为阳，地为阴，腰以上为天，腰以下为地"。《黄帝内经》中，阴阳既是时间也是空间，又是对人体的描述。

西方科学在描述时间时，经常采用的是一维的时间轴，时间为横轴 t 轴，如图37。

但是中国传统文化中的时间从来都是用二维的平面来表示，如图38、图39。

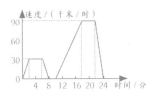

图37：西方的时间轴——一维的时间轴

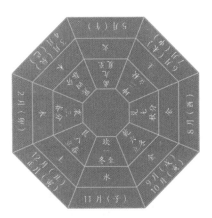

图38：中国传统的时间平面——一年的时间

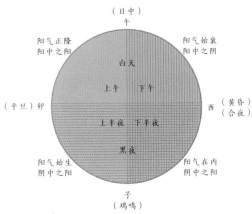

图39：中国传统的时间平面——一日的时间

中国传统的时间，用西方的一维时间轴是不足以说明的，中国人认为时间不是一路狂奔向无穷远的一维直线，而是寒暑往复的二维平面，乃至立体循环的三维、多维时间。换言之，中国人的传统时间观念在维度上高于西方线性思维。在《内经》中，东方，是空间概念，同时也是时间概念，代表春天这个时间段；不仅时空不分，还给时间、空间赋予了能量、声音、味道、色彩等等一系列看似没有关联、无法量化、无法进行逻辑推导的、更多高级别维度的时空属性，由此，中医的不科学，站在牛顿经典物理的角度，是无可辩驳的。

有趣的是，科学自身发展过程决定了其不断自证伪的特性，当然这也是科学不断改进、变化、进步的特性。狭义相对论（Special Theory of Relativity）是阿尔伯特·爱因斯坦在 1905 年发表的题为《论动体的电动力学》一文中提出的，狭义相对论否定了牛顿的绝对时间、绝对空间。在狭义相对论中，光速是不变量，通过光速不变原理把一维时间和三维空间联系起来，成为相互联系的四维时间－空间，相对论描述了空间跟时间有着互相影响的特性，表现为如时间膨胀、长度收缩、横向多普勒效应、质速关系、质能关系等，称为相对论效应的现象。

当我们站在相对论的立场看中医的时空一体的观念，原来时间和空间是相互关联的，时间和空间存在相互作用、相互影响，中医是不是顿时科学了起来？

中医以声音认识人体：从电磁波到引力波

《黄帝内经》中有许多篇章写到声与音，这与西医学研究、人体研究中很少涉及声、音形成鲜明对照，因此声与音在《内经》中的呈现显得颇具古意。用现代科学理论说，声和音属于人耳可以分辨的频率范围，从 20Hz 到 20000Hz，除了频率范围还有声音的强弱，用分贝来表示，0dB 的声音最微弱，人耳刚能听到。

声和音是什么关系呢？《素问·金匮真言论》关于五音的注说："角，木声也；徵，火声也；宫，土声也；商，金声也；羽，水声也。"由此推论：五音——宫、商、角、徵、羽，是五行——木、火、土、金、水对应的声。声，可以是人发出的声，也可以是动物发出的声，《管子·地员第五十八篇》中有：

凡听徵，如负猪豕觉而骇。

凡听羽，如鸣马在野。

凡听宫，如牛鸣窌中。

凡听商，如离群羊。

凡听角，如雉登木以鸣，音疾以清。

将五音与五种动物发出的声相关联，五音的音频生动地呈现在人们的头脑中。

《内经》中，以五音对应五脏，以五声的变化诊断脏腑经络的病变，《素问·五常政大论》中具体的介绍了五脏偏虚时的声音变化情况：肝虚——其声角商；心虚——其声徵羽；脾虚——其声宫角；肺虚——其声商徵；肾虚——其声羽宫。

《灵枢·经别》中说："余闻人之合于天道也，内有五脏，以应五音、五色、五时、五味、五位也；外有六腑，以应六律，六律建阴阳诸经而合之十二月、十二辰、十二节、十二经水、十二时、十二经脉者，此五脏六腑之所以应天道者也。"这里是说五音、六律这些标准音都是与人的脏腑经络相对应的，或者说是以正常人的脏腑经络感传来确定的，我们可以这样理解，在内经时代，最原始的乐音标准音的确定方法是以脏腑经络的共振来确定的。听起来是不是很有趣？首先人们有脏腑经络的感传，然后再以脏腑经络的共

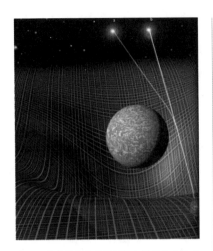

图40：弯曲的光路（光经过大质量物体造成的引力，光路发生弯曲，广义相对论的实际观测）

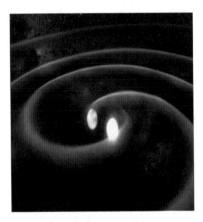

图41：引力波的诞生：宇宙的涟漪

振设定乐音的标准音，由此通过音乐完成人的脏腑经络与自然的和谐共振。

对于今天的人们来说，声波已经太落后了，无处不在的电磁波深刻地改变了二十世纪以来人类的生活方式，小到生活照明、工业用电，手机、电视、电脑、遥控器，大到人们探测外太空的射电望远镜等等，二十世纪是电磁波广泛应用的开始。如果要清点二十世纪人们的日常生活与十九世纪相比最显著的差别，几乎所有的改变背后都有电磁波。相比电磁波的高科技，声音、声波就显得很落后。通篇《黄帝内经》只见声波，不见电磁波，因此说中医是落后的，是不科学的，从电磁波的角度看，也确实是这样。

但是，2016年2月12日这一天发生了一件震撼人类科学界的大事——引力波事件。探测到引力波重要意义是，爱因斯坦1916年发表广义相对论理论，直到一百年之后，人们终于通过实验验证了广义相对论的理论，并且让人们重新认识人类探索宇宙的新工具：声波。

从2016年初到2017年底，已经三次宣布接收到的引力波。引力波也被浪漫地称为：时空弯曲中的涟漪。引力波是通过波的形式从辐射源向外传播，这种波以引力辐射的形式传输能量，引力波合成放大之后展现在人们面前的，就是声波。在引力波这个新窗口中，我们不再以电磁场、物质粒子作为观察宇宙的凭借——我们感受的，是时空本身的颤动！人类探索宇宙的手段，从此有了一个新的工具：声波。

声波，很新吗？《黄帝内经》里有很多啊，是否可以与引力波一起合并研究一下？

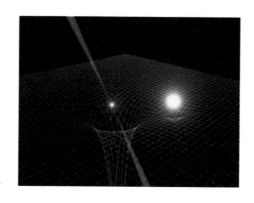

图42：引力波的诞生

结语：当代科学的前沿是什么？不是牛顿物理学，甚至也不是爱因斯坦的相对论，是量子，是多重时空理论。在科学不断认识世界的时候，中医人在学习《黄帝内经》，中医人发现内经的思想、思维方式、看待世界的角度与牛顿理论不相容，却能在相对论里得到呼应。

那么中医科学吗？要回答这个问题，其实不取决于中医，因为中医经典历经数千年就在那里，答案取决于今天人们的科学素养。如果你是高中生的科学素养，以牛顿理论为思维根基，那么中医就是不科学的；如果你知道爱因斯坦的相对论思想，那么也许你看待中医的角度就会深入一层，中医原来这么科学，而且早已走在科学的前面。

（梅雨　南京中医药大学博士生）

中医随笔两则：诗性与涵远

◎ 李崇超

中医语言的"诗性特点"

一

中医是不是科学，一直以来就有争论。我认为如果从现代科学的意义上来看，中医不是科学，因为它不符合现代科学的标准。但是并不是说不科学就不正确。我们长期以来把科学和真理等同，是思维的误区。

如果非要说中医是科学的话，我倾向于用一种更准确的表达方式——"中医是传统形态的科学"。传统形态的科学与现代科学有着不同的表现，因为人类早期文明的一个重要的特点，就是很多事物的分化程度是很低的，比如理性与情感、科学与宗教，各个学科之间分化程度都很低。我们现代意义上的科学，就是建立在分化程度很高的基础上，情感与理性之间、科学与宗教之间、各个学科之间分得很清晰，乃至"科学"这个词，本身就是"分科之学"的意思。中医的现代困境之一就是其是传统形态的科学，而却用现代科学形态的标准去审视它，所以对其很多方面会提出批判，甚至否定它。

二

传统形态的科学也有其自身的价值，需要我们去从更宽广的角度去认识和阐释。比如，中医的语言，就与现代科技语言有很大的不同。中医的语言，很多时候和艺术的语言的特点是相通的，这就是在传统形态的科学中，科学与艺术的分化程度还不高的体现。其表现之一就是"诗性思维"还在中医语言中大量存在。

我们就来看看中医语言的"诗性思维"的特点。美学家朱光潜曾经对"艺术节奏"进行了深入的研究。他认为艺术节奏是心物交感的成果，看中的不是外在的物理事实，而是心灵波动的"有意味的形式"。他举了《诗经》中的一个例子："昔我往矣，杨柳依依；今我来思，雨雪霏霏"。如果把这四句译成现代文，则是："从前我走的时候，杨柳正在春风中摇曳；现在我回来，天已经下大雪了。"朱光潜说："这样翻译，原诗的意义虽然大致还在，它的情致就不知去向了。义存而情不在……""摇曳"只是呆板的物理，"依依"却含有浓厚的人情味。其根本区别，就在于"事理可以专从文字的意义上领会，情趣必从声音上体验。诗的情趣是缠绵不尽，往而复返的，诗的音律也是如此。"

"摇曳"是概念的一般表述，是单一维度的概念表白，是一个表层的平面结构。而"依依"是感觉系统的多功能维度的呈现，是一个丰满的不可穷尽的结构体。"摇曳"和"依依"之间的区别，就在于一个是物理事实，是平面的表达，而一个是带有心物交感的立体的表达。这一点在中医的很多表述中也存在。

举一个例子，《类证治裁》中有一个医案中有一句：诊其脉细如丝，度必劳力伤精，脾肾两惫之症。

"脾肾两惫"，就是脾肾两脏功能低下，但是用"功能低下"去表述，和脾肾两惫在思维方式上却有一定不同，"惫"有将五脏人性化的内涵在里面，表现出过度消耗、精力不济的特点。这很像是"摇曳"和"依依"的关系。

再比如困脾、柔肝、醒脾等，这些表述，都带有诗性思维的特点，倒不是古人特意用文学化来表述，而是当时的思维方式就带有这种心物交感的特点。中医看待很多事物，都是用心物交感的方式去看待，如五脏都是有所"苦"，也有所"欲"的。《素问·脏气法时论》说"肝欲散，急食辛以散之，用辛补之，酸泻之""肝苦急，急食甘以缓之""心欲软，急食咸以软之，用咸补之，甘泻之""心苦缓，急食酸以收之""脾欲缓，急食甘以缓之，用苦泻之，甘补之""脾苦湿，急食苦以燥之""肺欲收，急食酸以收之，用酸补之，辛泻之""肺苦气上逆，急食苦以泄之""肾欲坚，急食苦以坚之，用苦补之，咸泻之""肾苦燥，急食辛以润之"。还有"胃喜润恶燥""脾喜燥恶湿"等，都有这种心物交感的特点。

曾经看过一篇论文，讨论健脾、运脾、醒脾的区别，我觉得大可不必，这倒是把本来立体的概念去平面化理解了。有的时候中医的语言是很模糊的，这种模糊性也是其"立体性"的一种体现。就拿健脾和运脾来说，健运二字即可单独用，也可合用，比如章虚谷说："脾气弱则湿自内生，湿盛而脾不健运"，健脾、运脾很自然的结合成了一个"健运"，因为本来这些概念就是立体的，混沌状态的。健脾、运脾、醒脾、补脾、益脾等，每个字都有不同的含义，如果去仔细训诂，当然会分出不同，但是却没有太多实际的意义。因此，对于中医的很多表述的认识，要从诗性思维去认识。

对中药药性的描述中往往也有这种"心物交感"的特点，对一味药药性的理解，就像是在描述一个人的性格，张元素对甘草的药性是这样描述的："甘草……调和诸药，相协力共，为而不争。性缓，善解诸急，故有国老之称。"这种特点的药性表达，在中医中比比皆是。

三

说到诗性智慧，中医中的很多表达，倒真的与诗的语言有异曲同工之妙。比如诗词中很多"炼字"的故事，在中医中竟也会发现有很多相通的用法。

炼字，即根据内容和意境的需要，精心挑选最贴切、最富有表现力的字词来表情达意。在中国古代有很多关于炼字的经典例子，充分展现了汉语之美。很多古代的诗人，"吟安一个字，拈断数茎须"，"两句三年得，一吟双泪流"，就是为了寻找那一个合适的字。确实，很多用的精妙的字，使得整个诗词成为佳作。

白居易的《暮江吟》中的那句"一道残阳铺水中，半江瑟瑟半江红。"这个"铺"字，就十分形象地表达了夕阳落在水面上的景象，表现出了秋天夕阳的柔和与江面的平静，视觉效果十分清晰，也写出了安闲、舒适之感，准确又形象。

中医中也有很类似的"炼字"，比如《素问·经脉别论》中："食气入胃，散精于肝，淫气于筋。"《灵枢·经脉》："肝足厥阴之脉，……属肝络胆，上贯膈，布胁肋。"这里的散、淫，布，都有布散的意思，和那个"铺"异曲同工，也给人一种贴切的视觉效果。西医的语言是力求精确的，饮食进入体内，是一个很复杂的代谢转化的过程，而中医中仅仅宏观的用"散精""淫气"来表达。这也是整体观念在表达方式中的体现。中医中的这种表述方式并非是特意的"炼字"，而是思维方式的自然形成。

还有一个著名的王安石炼字的故事，是写那首《泊船瓜洲》：京口瓜洲一水间，钟山只隔数重山。 春风又绿江南岸，明月何时照我还？

最初，王安石写的是"春风又到江南岸"，写完后，王安石觉得"到"字太死，就改为"过"字，仍觉不妥，又改为"入"字、"满"字。这样改了十多次，最后改为"绿"字，才觉精彩，这个绿字，成了整个诗的"诗眼"。

绿本是形容词，这么一改为动词来用，意境大增，这中形容词改为动词的例子还很多，如何逊"晓灯暗离室"，王维的"日色冷青松""潭影空人心"，王昌龄的"清辉淡水木"，蒋捷的"流光容易把人抛，红了樱桃，绿了芭蕉"，周邦彦"风老莺雏，雨肥梅子"等等，句中的"暗""冷""空""淡""红""绿""老""肥"，均为形容词的使动用法，增强了诗词的表现力、感染力，就像是慢镜头快放一般，给人一种很强的艺术效果。

其实，中医中也有这样的表达方式，如"厚肠胃""利咽""快膈"这些表述方法，都是形容词的用作动词，在中医中十分常见。《神农本草经》中对石斛的表述：补五脏虚劳、羸瘦，强阴。久服，厚肠胃、轻身、延年。其中的"强""厚"就有这样的效果。再比如朱丹溪对胡椒的表述："食之快膈"，"快"也是这种用法，再看《外科正宗》中的一段话：黧黑斑者，水亏不能制火，血弱不能华肉，以致火燥结成黑。"华肉"，这个用法与"绿江南岸""冷青松""淡水木""红了樱桃，绿了芭蕉"等多么相似。只描述初末状态，不追究中间过程，呈现出一种物象自现的效果。

四

诗词的炼字之所以精彩，其实是一种精确，不是科学的精确，而是艺术的精确。这种精确成功地表达了人的那种精微的感受。那么为什么中医中的很多表述，与诗歌的表述如出一辙呢，这就是传统科技的特点之一，那就是"诗性智慧"或者"诗性思维"的体现。

诗性智慧是意大利学者维科在《新科学》一书中提出的，诗性智慧是从生命的运动本身去体验的智慧，初民们倾注全部的情感和巨大的想象力来感受世界，感受自身。在文明的早期发展过程中，诗性智慧是人类最初的智慧方式，诗性文化是人类文化的第一个形态。

中国文化的早熟和连续性，使得中医这一传统形态的科技还保留着大量的诗性智慧、诗性思维，因此中医中的表述方式也还有着很多的诗性语言的特点，我们可以看到这是一种理智与感知还未完全分离的语言表达方式。认识诗性智慧，是认识中医的一个重要方面。

中医，一门涵远的学问

在北京的颐和园中，有一座建筑叫"涵远堂"，上面有一副对联：西岭烟霞来袖底，东洲云海落樽前。寥寥几字，就把"涵远"的意趣表达得淋漓尽致。

"涵远"就是不用到达远方，而已"体验"了远方，把握了远方，咫尺与天涯已无分别。正如葛洪在《抱朴子》所说："苟得其要，则八极之外，如在指掌，万代之远，有若同时。"

中医就是一门"涵远"的学问。中医看待人体，不仅仅是眼前的身体，而是有一种天地与人体相应的大生命意识。

在道路险阻，狼虫出没，人迹稀少的时候，古人很早就有了天下的思想，就有了九州的划分，这样一种博大的地理感悟，给中医学的形成提供了基础。《内经》中说："东方生风，南方生热，中央生湿，西方生燥，北方生寒"，这些认识，都是"涵远"的认识，在中医中随处可见。

中药的产地对于药效来说是有重要意义，中药一向讲究"道地药材"，就是指在特定自然条件和生态环境的区域中所产的药材。我国土地辽阔，地形错综复杂，气候条件多种多样。不同地区的地形、土壤、气候等条件，对中药材的品质产生不同的影响，于是就形成了道地药材。在长期的实践中，哪个地域，哪种气候下出产的药材质优效佳，已经为中医临床所公认。在处方上药名往往加上产地，如潞党参、潼蒺藜、怀牛膝、苏薄荷、广藿香、京大戟、杭白芍、台乌药、宣木瓜、川黄连、川续断、川桂枝、云茯苓、华细辛等。小小的处方,"涵远"着辽阔的华夏大地。

不仅仅是大地,还有天空,还有星宿,还有天地的运行。清代学者顾炎武在他的《日知录》里有一段著名的论述:"三代以上,人人皆知天文:七月流火,农夫之辞也;三星在户,妇人之语也;月离于毕,戍卒之作也;龙尾伏晨,儿童之谣也。"祖先们对天文的广泛深入地认识,使得古代天文学十分发达,是古代科技中的"带头学科",也给中医学的形成提供了基础。一些古代天文学知识,一直应用在中医学之中。天体的运行规律,也成为中医中构建生命科学知识的重要元素。比如北斗七星的运行规律,二十八宿、十二地支、四季节律、昼夜的节律等都与人体有着深刻的影响。

《灵枢·经别》中说:"余闻人之合于天道也,内有五脏,以应五音、五色、五时、五味、五位也;外有六腑,以应六律;六律建阴阳诸经,而合之十二月、十二辰、十二节、十二经水、十二时、十二经脉者。此五脏六腑之所以应天道。"《灵枢·本脏》也说:"五脏者,所以参天地,副阴阳,而连四时,化五节也。"《灵枢·痈疽》也指出:"经脉流行不止,与天同度,与地合纪……夫血脉营卫,周流不休,上应星宿,下应经数。"人体就是一个小天地,"遥契"着寥廓的宇宙。

因此,中医治疗疾病,就不单单只是关注一个小小的人体,而是往往与天地这个大生命一同关注。《灵枢·邪客篇》中说:"人与天地相应也。"这种"涵远",在五运六气学说中体现得尤为集中。五运六气学说是中医中重要的学说之一,就是研究气候变化及其与人体健康和疾病关系的学说。运气学说的基本内容,是在中医整体观念的指导下,以阴阳五行学说为基础,运用天干地支等符号作为演绎工具,来推论气候变化规律及其对人体健康和疾病的影响。《素问·六节脏象论》:"不知年之所加,气之盛衰,虚实之所起,不可以为工矣。"还有一句流行的话:"不通五运六气,遍读方书何济?"从古至今，很多名医运用五运六气学说来指导治疗疾病，取得了很好的疗效。

有一个著名的例子。1954 年河北省一带乙型脑炎大流行，当时，著名中医郭可名老先生提出了用苍术白虎汤来治疗，取得了很好的效果，在国内外都引起了关注。到了 1955 年，北京一带也爆发了乙型脑炎，按照河北的经验，人们用苍术白虎汤治疗，效果却不好。这时蒲辅周老先生提出应该用神术散，结果取得了很好的疗效，控制了病情。为什么同样的病，用同样的方不行了？就是因为没有考虑到"年之所加"。从五运六气学说上讲，1954 年为甲午年，正是少阴君火司天，阳明燥金在泉，中运为土运太过，从大的运气来说是燥热比较盛，因此用白虎汤清阳明燥热是对的，但土运太过，往往加湿，故在白虎汤的基础上加一味苍术来燥湿。而 1955 年是乙未年，太阴湿土司天，太阳寒水在泉，木运不足，气运以寒湿为主，苍术白虎汤就不合适了，而用温宣除湿的神术散就非常符合病机了，所以取得了很好的疗效。天地运行，"年之所加"，岂不是深刻地影响着人体？

"涵远"的意识和"涵远"能力，对于中医来说多么重要。甚至可以说"涵远"是中医的本质特征之一。一个好的中医医生，除了要认识人体之外，还要认识天地得规律，中医讲求上观天，中观人，下观地，如《灵枢·逆顺肥瘦》说："人之为道，上合于天，下合于地，中合于人事，必有明法。"《素问·五常政大论》中也说："故治病者，必明天道地理，阴阳更胜，气之先后，人之寿夭，生化之期，乃可以知人之形气矣。"

"涵远"是一种生命状态，是一种生存方式，"涵远"使中医始终保持着人与天地为一体的大生命意识，"涵远"使中医拥有一种西医学所不拥有的思考角度，也为我们开拓新的科学思维提供了一个很有意义的思考背景。我们现代人因为科技的发展，"达远"的能力要比古人强得多，但是也不应弱化了我们"涵远"的能力。

（李崇超　南京中医药大学）

道德模式的转变与中医男科的诞生

⊛ 陈勇

社会学调查发现，自 20 世纪 80 年代以来，中国各地去医院看阳痿的病人不断增加，而去看遗精的病人不断减少，这直接催生了中医学的一个新分支"男科"的诞生。为什么会出现这种情况？一般认为，一个新的医学分支的出现有三个必备条件：对疾病的认知程度、医疗水平和社会发展状况。相比于 20 世纪 80 年代以前的几十年，现在人们对阳痿和遗精这两种与男科直接相关的病症的认知已经发生了巨大的变化：遗精不再是集体主义原则下压抑个人欲望的遮羞布，而阳痿也不再是个人主义原则下彰显欲望的一种罪孽。这种道德模式的转变正是中国社会由保守转向开放的巨大推动力之一，男科的应运而生实际上正是中国社会在改革开放前后巨大变迁的一个缩影。

目前国内学界关于男科历史的研究尚处于起步阶段，这部分地因为这段历史本身就很短暂。在 20 世纪九十年代才开始出现男科学的教材，中华医学会到 1995 年才设立了男科学分会，专业期刊《中华男科学杂志》也在同年创刊。即便如此，男科学还经常被分类在泌尿科、性病科甚至内科，这充分说明其边缘地位。虽然男科的短暂历史暂时无法进入历史学家的视野，但它却是人类学家对社会变迁进行"深描"的绝佳素材。对中医的人类学研究绝不是只有男科这一例，自 20 世纪 80 年代以来，以冯珠娣（Judith Farquhar）、许小丽（Elisabeth Hsu）、蒋熙德（Volker Scheid）为代表的一批英美人类学家就已经开始了对中医实践、中医传播和中医文化的人类学观察。相比之下，美国学者张跃宏（Everett YueHong Zhang）在 2007 年对于"男科的诞生"的研究或许只是其中的一则个案，但却可以给我们带来一些启发，本文特在此加以推介。

阳痿与男科

男性的生理疾病自古代就被认为是一个医学问题。先秦时期的马王堆汉墓中就已经有关于阳痿的描述，尽管"阳痿"一词直到元代才开始出现，但是中医将其作为疾病加以治疗的历史由来已久。宋代岳甫嘉著有《男科全篇》、清代傅山留有《傅青主男科》，这些都为男科学的发展奠定了基础。但是在中医悠久的历史中，对于阳痿和其他男科疾病的治疗却一直没有成为一个系统化的专科，其中的原因目前尚不得而知。相反，中国早在一千年以前就有了妇科，这显然与繁衍后代进而保证家族血脉的延续有关，传宗接代是儒家伦理观念中的一个重要原则。

1983 年，在湖南省沅陵县医院成立了中国最早的男科，结束了中医两千年来没有男科的历史。到 20 世纪九十年代，男科已经在中国遍地开花，患者数量稳步增长。如 1995 年 5 月时，成都中医药大学附属医院男科的日均门诊量为 12.3 人（每月 306 人）；到 2001 年 5 月，这个数字已经上升到 22.4 人（每月 672 人）。中医医院看阳痿一般在男科，而到综合医院则在泌尿科，也有一些西医全科医院把男科设在泌尿科，还有一些医院虽然男科和泌尿科是两个相互独立的部门，但是往往会在一起工作。

男科主要解决四类问题：一、性功能障碍及其相关问题，如阳痿（勃起障碍）、早泄，遗精和不射精；二、不育；三、前列腺疾病，如前列腺增生和前列腺炎；四、性病。其中阳痿位居常见疾病的第二位（仅次于前列腺炎），可见其受关注的程度。自1995年以来，尽管前列腺疾病一直位于门诊量的前列，并且其增长势头仍在所有男科疾病中保持领先，但是对许多中国人而言，阳痿仍然更被视为男科的显著标志，治疗阳痿是男科的象征。

为什么男科直到20世纪80年代方才出现？历史上的医学分科问题一直比较复杂，张哲嘉曾分析过宋代官方的医学分科，他认为新的医学分支的出现取决于许多因素。官方对医疗机构的重新规划并不一定是社会需要的反映，同样，我们也不能简单地认为男科的出现就是阳痿病案增多的结果。我们必须考虑到医学化对于特定疾病的"生产"作用。"医学化"是指社会将一种问题界定为医学或医学机构研究范围的进程，包括将一种此前并不属于医学范畴的行为对象纳入其中。男科的发展也许正是"对阳痿的医学化"的结果。医学史表明，什么算作疾病和何为有效的医疗都是由历史、社会、文化的特定情境所决定的，它们深植于个人体验之中，后者又对之不断地进行重构。个体某种特定的疾病体验未必会成为医学意义的疾病，但是当社会力量正式将其纳入到官方的疾病谱系之中时，情况则会有所不同，比如切尔诺贝利核灾难所导致的疾病。

法国哲学家福柯（Michel Foucault）也曾提出过权力对于生命的影响。他认为，当现代国家将生命置于其系统规划和精密控制之中时，医药成也为解决疾病与生存环境问题的重要方面，因为后者关系到人口的再生产能力。但是国家可能从不认为阳痿会对人口增长产生显著影响：阳痿会妨碍妇女怀孕，也许在这一点上它对人口增长会有影响，但仍是微不足道的。事实上，男性生殖问题更多的是与精液质量有关，而不在于能否勃起。在某些情况下，一对夫妇的无嗣会促使家长打探他们的夫妻生活，进而发现问题可能出在阳痿上。但总体而言，只有很少一部分阳痿患者因为生育的原因而去求医。中国政府在 20 世纪 80 年代初实行的"独生子女政策"则使得中国人对于性行为的认识更加远离生育目的，政府开始控制人口增长而不是鼓励生育。

因此，阳痿能否引起足够的重视，亦即男科能否成为一个新的医学专科的问题，关键在于人们对阳痿做出了怎样的判断与处置？它在成为一种需要得到医疗关照的疾病方面是否具有合法性？我们可以进而假设，在改革开放以前的中国社会里，阳痿是一种不被医疗机构承认的疾病，对它的治疗既不合法，也得不到鼓励。

在改革开放以前，国营的中西医院对待阳痿的方式与今天大不相同。如果去找中医大夫看阳痿只能在内科，相关的诊断不仅仅在于能否勃起，还有关于脏腑、气血、阴阳的一系列指标，身体的某个部分（比如肾）被赋予了更多与勃起以及持久相关的效能。一般来说，阳痿被认为是"命"力不足所致，比如气亏、阴阳失衡，普通内科就可以看，这种情况在 20 世纪 80 年代以前非常普遍。而西医的泌尿外科虽然也能治阳痿，但是通常应者寥寥。然而，到中医内科看病和到今天的男科看病还是有不同的。有医生回忆说，

在内科，病人讲述他们的阳痿病情时往往会跟你绕弯子。他们会从头疼、胸口疼、背疼、胃疼说起，会告诉你他们失眠并且食欲不振。经常是当你准备针对他的某个病症开始写处方的时候，他们可能还未告诉你真正的意图其实是求治阳痿。但是当一个病人来到男科时，他们通常会直奔主题。

因此，男科创造了一个空间，在这里，阳痿病人可以更直接地面对自己的疾病。与此同时，这种对于阳痿的回避反映出植根于阳痿之中的羞愧和耻辱，而这可能与男性气质的丧失有关。当被问及为何阳痿意味着男性气质的丧失时，病人的脸上常常出现疑惑和气恼，似乎我们在问类似于"人为什么

青囊

卷耳药香·浅尝

要吃饭"一类的事。这种关联是理所当然的，任何其他的想法都被认为是不可思议。一位病人说，"这当然代表着不够男人。这个问题毫无意义！对男人而言这是最丢脸的事。"

这种看似来自于个体的本能反应的背景后其实有一定的社会文化根源。大卫·吉尔默（David Gilmore）认为男性气质的丧失的确会引起羞耻感，而这背后有多种特定的文化观念在发挥作用，其中最突出的就是与生殖有关的观念。比如在南欧地区，一个男人在渴求不断征服女性的同时，也希望广撒子嗣；在巴西中部，如同在其他许多地方一样，由于性失能所带来的羞耻感也会延伸到其他两个层面：其一是一个男人不能让妻子或情人获得满足和高潮的生理层面，其二是某人性失能的故事成为街谈巷议的社会层面。吉尔默的观点也适用于中国历史。例如，人们有时也会注意到由阳痿引起的不育。明代药学家李时珍就曾论述过"五不男"：天，天生阳痿；犍，被阉割；漏，不受控制的排精；怯，不能勃起或疲软；变，性器官变异。其中有两个方面就与阳痿有关。在中国儒家文化的社会背景中，无嗣是一种严重的瑕疵，即便在不孕的问题上，女性比男性更容易受到谴责，后果也一样严重。孟子著名的训教"不孝有三，无后为大"表明，家族香火传袭的儒家伦理不容置疑地主宰着与阳痿有关的道德羞耻感。特别是在近代以前的中国历史中，由于阳痿而没有生育子嗣的后果显然更加严重，与此相比，能否满足女性的生理欲望则显得无足轻重。

改革开放以前，国家实行鼓励生育的政策，这使得求治阳痿变得富有合理性。我们可以在 20 世纪六七十年代《中华医学杂志》的医案中找到例证，这一时期大多数的阳痿病人都为求子而来。但是到了九十年代则不同，疗效的好坏不再是以丈夫能否让妻子受孕为标准，而是更看重"夫妻生活中的满意度"。这一变化表明，患者求治阳痿的原因已经从生育转向性快感。这也反映出生育能力在定义某人的男性气质时变得不再重要了，欲望开始逐渐崭露头角。与此同时，另一个现象也证明了欲望的重要性在日益增加，那就是自八十年代初改革开放以来，相对于阳痿门诊患者的增加，治疗遗精的病人数量正在稳步下降，这两种趋势之间恰是此消彼长的。

从遗精到阳痿

历代中医之所以将遗精视为一种严重的疾病，主要是由于"精"对于生命，尤其是男性的重要性。在民国时期，遗精是大众普遍关注的疾病，民国时期的许多医学杂志和书籍比起阳痿更加重视遗精。之所以如此，有一部分原因在于遗精常被认为是纵欲的结果，并且它会导致阳痿；更重要的是，人体精的损耗（以精液的形式）常被与汉族人种的孱弱联系在一起，特别是中国自 19 世纪以来与西方列强正面交锋的时候，这种对比尤其强烈。而 20 世纪三十年代关于光绪皇帝之死的传闻则使得这种观点更加耸人听闻，据说这位满清皇帝的病证就是由遗精所引发，这成为遗精带来人种问题可怕后果的一个证据。

这种模式一直持续到 1949 年以后，大众医学书籍仍在论述遗精而不是阳痿。1956 年出版的一本关于肾的中医大众读物中讨论的也是遗精而不是阳痿，尽管"肾"作为病因之所在对阳痿有着重要作用。从该书讨论的主题上可以反映出大家对遗精的关注超过了包括阳痿在内其他东西。此外，"阳痿的病因在于遗精"的说法继续出现在许多中医杂志上。在一则病案中，患者高先生，42 岁，罹患阳痿已有半年，同时他也受到遗精的困扰。为其诊治的知名中医师蒋玉伯引用《黄帝内经》的理论，诊断高先生的阳痿是由于过度纵欲以及遗精所共同引起的，这导致他精血两亏。他开出的处方中包括了聚精元、固肾气的补药。通过这样的治疗，精和血将重新充盈而不泄，退缩的阳气也会因此而回归，并自动地得到补益。在此病案中，蒋医生对遗精投以很大的关注，因为他认为遗精是造成患者阳痿的原因之一。在 20 世纪七十年代以后，遗精在中医领域里受重视的程度仍然超过阳痿，至少不低于阳痿。

但是西医学知识的普及和西医影响力的逐渐增大也同时在瓦解着遗精在医疗实践中的优势地位。20 世纪五十年代中期出版的一本西医科普读物中明确写道，"遗精是一种青年人身上常见的、正常的生理现象。它不是一种疾病。"该书同样也讨论了阳痿。但是，因为五六十年代正经历着紧张的政治运动和阶级斗争，所以这种偶尔冒头的有关阳痿的讨论很快就被反对个人主义和阶级敌人的猛烈炮火所粉碎。这反映出在当时情况下，对一种疾病的医学关注并不是出于其"自然属性"，而是受到了道德模式的影响。

下面的例子反映出道德模式运作的另一个侧面。在六十年代末，曹先生是一名部队的助理医士，他立志要攻克阳痿这个病症。他的上级侯先生因为长期在边境地区执行任务而患上了阳痿。为了帮助朋友摆脱痛苦，曹先生怀着焦急的心情来到天津，希望找到一家医院可以学习如何治疗阳痿。他求教于一位知名的中医师，而后者却指着墙上"不要忘记阶级斗争"的标语面带苦笑地说，"现在是打听这种病的时候吗？小心点，不然的话会有人告你传播淫秽思想！"曹先生后来得知，这位医生前段时间因为给一位熟人开了壮阳的补药而惹上了麻烦。后来，这位熟人也惹上了麻烦，被人控告"追求资产阶级腐朽的生活方式"，其表现之一就是放纵性欲。有人提醒曹先生，想要学习治疗阳痿的做法会让他悔恨终身。他只能怀着失望的心情返回部队。正如许多亲历者所回忆的那样，"那是一个谈性色变的时代。"仅仅是传播治疗阳痿的医学知识就足以让人感到害怕。半年后，侯先生家里发生了悲剧。他年轻（比他小十多岁）漂亮的妻子怀孕了，而他仍然不能勃起。尽管他冲她发火，逼迫她交代对方是谁，但是遭到拒绝，因为这个人有可能因为破坏军婚而受到严惩（可能被判处死刑）。最终，她因无法承受丈夫的压力和舆论的谴责，选择服用安眠药自杀。

曹先生现在已经如愿当上了医生，他讲这个故事来证明设立男科是有合理性的。他觉得，如果那时候就有男科，这样的惨剧就不会发生。成都华西医院精神科的刘医生给出了自己的意见：

七十年代，大部分来我这里的病人是看神经衰弱，睡眠紊乱和失眠。通常的诊断是性神经衰弱，这是神经衰弱是与性障碍的叠加。遗精是性神经衰弱综合征的一种常见表现。在几乎整个七十年代，没有一个病人公开宣称是来看阳痿的。直到七十年代末，才有人来找我看阳痿。

据刘医生的回忆，在七十年代末和八十年代初的时候情况明显不同了。患者们不再抱怨性神经衰弱（有时是阳痿的委婉说法）的困扰，而是开始直接把阳痿作为一种主诉来进行病情描述。在刘医生的门诊中，阳痿第一次成为他需要应对的主要疾病。不管在临床还是在科研中，更多的注意力都开始被投向阳痿而不是遗精。天津和平男科医院曹主任说，"现在门诊中看遗精的患者越来越少，几乎遇不到了。"广东珠海中医院男科的陈医生也证实了这一趋势。成都中医药大学附属医院男科的统计数据也表明，九十年代末该科收治的遗精患者远少于阳痿患者，遗精患者只占门诊病人中的很小一部分（约1%），而在男科门诊的病症中，遗精已经基本消失了。换言之，如果一个患者来看遗精，那么实际上他很可能是希望看别的病。另一方面，自八十年代初以来，在中医杂志上发表的有关阳痿主题的文章数量也在迅速增长，远高于遗精主题的文章数。这表明这一时期临床上对阳痿的关注度也远远超过遗精，中医研究者们的研究兴趣也由遗精转向阳痿。总的来说，遗精在中国人身体的历史中已经变成一种次要的症状。相反，自八十年代以来阳痿患者的数量却显著增加。

那么，在六七十年代寻求对阳痿的治疗，这到底有什么问题？下面的两

青霭

卷耳药香·浅学

个例子也许有助于阐明其中的利害关系。1999 年，一位 66 岁的离休干部贾先生回忆，当七十年代初被下放到农村接受再教育时，他患上了阳痿，他因为走"修正主义路线"而受到批判。贾先生说，"对于阳痿，我基本上无能为力，只能多做一些锻炼，以加强肾气。"在当时那种极端动荡的政治气候下，找医生去看阳痿几乎是不可能的事。同在 1999 年，另一位 63 岁的干部高先生说，他最近正在服用中成药来治阳痿，但是他把这些药物锁在办公室里，连自己的家人都不知道。他说，因为单位里正在开展"三讲"运动。尽管九十年代末开展的"三讲"运动不像六七十年代的政治运动那样剧烈，但是高先生仍然尽力避免被人发现服用阳痿药物，即便在家也不例外，因为这场运动表现出了反对私欲的特征。道德模式以特定的方式对人们的道德体验产生影响，在这里，它表现为可以决定人们如何选择药物。

从敌视性欲到表达欲望

20 世纪六七十年代的中国社会对于性欲和淫秽的认识非常极端，以至于像勃起这样的生理反应都会被政治化和道德化，而想要恢复性功能的努力也会变得问题重重。不管一个人是否患有阳痿，受到评判的都是那种追求个人性快感的欲望。对病人而言，寻求恢复性功能以获得性快感所带来的羞耻感要大于阳痿本身的羞耻感。反对个人欲望的政治与道德气氛被把控得非常紧张，以至于一个人想表达出恢复性功能的意图都会面临各种阻碍，甚至连医生也不赞同。因此，不给治疗阳痿留有任何制度上的空间也就不足为奇了。透过道德模式的棱镜，我们可以看到，欲望变成了敌人。

这样我们也就更加理解为什么去看遗精就不会冒着看阳痿那样的政治风险了。因为遗精是一种无意识的非自愿行为，所以遗精病人可以更容易地向医生描述病情，也因此，病人不需要对这种特殊的生理现象负全责。但是，不用负全责并不意味着病人可以完全置身事外。正如中国有句俗话，"日有所思，夜有所梦"。在五十年代出版的性教育读物《性知识》一书中，作者谈到了遗精患者的责任：他们要么缺乏性知识，要么有长期的手淫习惯，要么沉迷于色情小说。《性知识》一方面宣传遗精是正常的，以图缓和患者的焦虑；另一方面，它又试图劝慰患者把注意力放到革命的集体生活中去，从而减少遗精的发生；这两方面之间本身就是矛盾的。

从理论上说，在遗精的问题上，患者确实没有多少责任，因为有很多因素在"日有所思"中发挥着调节作用。最重要的是，求治遗精的人是为了根除"不可控的欲望"，而求治阳痿的人则是为了重新获得"放纵欲望"的能力。在求治阳痿的过程中，一个人明白无误地表明他过去有纵欲的历史，将来还希望去再次纵欲，而现在的治疗就是连接二者的桥梁。因此，当性欲被解释成服务于个人利益时，它就变得与集体主义情操格格不入：一个人患上遗精会比患上阳痿在道德上更安全，在政治上也更保险。六七十年代特殊的道德模式"制造"了更多的遗精病人，而不是阳痿病人；在那种特殊的环境下，人们宁愿"选择"得遗精，也不愿意"选择"得阳痿。

而以性欲为敌的最极端的例子就是摩擦淫和自我阉割。刘医生记得在七十年代初，他接手了一位沉溺于摩擦淫之中无法自拔的病人。此人40多岁，是一位工程师。根据所在单位领导反映，除了这个恶习之外，他在各方面都表现良好。他曾三次被送去专业机构进行矫治，但仍没有效果。当第一次见到刘医生时，他一进诊室的大门就双膝跪倒，请求切除自己的阴囊。换句话说，他请求对自己进行阉割以求彻底根除这一恶习，同时消灭他的罪恶之源。那时候，类似的这种阉割要求已经不是第一次在该医院上演，这并非来自医生的建议，而是出于患者的自愿。刘医生说，许多自我阉割就发生在急诊室门外，"他们就在急诊室外切掉自己的阴囊或者施以损伤，以便第一时间能

青囊
卷耳药香·浅尝

够得到救治。"他回忆说，"他们在自己身上动刀，但又不想死于非命。他们通常身边没有人陪伴，许多人才二十几岁。"

到了八九十年代，摩擦淫患者仍被当作病人对待，但是以自我阉割的方式来解决异常性行为的做法已成为历史。劳伦斯·科恩（Lawrence Cohen）对印度 Hijras 人的研究表明，阉割往往发生在特定的背景下，因而未必具有普遍意义。现有关于 Hijras 人为何要进行自我阉割的解读并不能让科恩满意，他认为，在特定的背景下，这些人正走向一个独一无二的性别空间，一个被平庸的解释所忽略的"体验快乐和痛苦的地带"。换言之，那些包括创伤、危险和耻辱在内的有关阉割的假设，都在与政治经济和国家政治的多层错位中，过度简化了身体、性和性别的复杂性。阉割是一种自残的方式，在世界上许多地方会由于不同的原因而发生。但是，在七十年代初的中国，与自我阉割直接相关的是性道德主义和国家对性的严格控制，这反映出对欲望的消极态度。在华西医院急诊室门前发生的自我阉割是真正的身体行为，就像古代中国出现的那样。在帝制时代，许多年轻人施行自宫变成太监，通过这种血腥的身体形变而求得向社会上层爬升的阶梯。

相比之下，在七十年代社会主义中国的医院大门外进行自我阉割的人渴望逃离他们身体中不可控制的欲望。在当时的中国那样一个追求道德纯洁性以至于无私状态的年代里，性犯罪被认为是最邪恶的一种罪孽。要达到这种纯洁和无私状态的手段就是"狠斗私字一闪念"和"在灵魂深处爆发革命"。如果还有其他宣泄渠道可用，没有人知道这些自戕者是否会选择其他方式来对待他们的欲望。但如今的人想法肯定会有所不同，而且由文化想象力所决定的知识储备也能让他们在面对困扰时变得更加游刃有余。与今天相比，在改革开放前的那个时代，即便是对性行为的极端敌视稍有松懈也会招致负面的、甚至可怕的道德后果。

在这种情况下，自我阉割的意象实现了古今交汇。对性欲的压制诱发了他们的想象，并驱使其重蹈帝制时代的行为。当自己的身体和社会的冲突在性犯罪中达到顶点时，自我阉割成为一种极端的解决方式。通过从身体上切除所谓的罪之根源以及移除性能力，他们找到了一个切实有效的办法。同样重要的是，他们也公开表达了抵制邪恶倾向的决心，即保证他们站在"人民的"阵营而不是"人民公敌"的行列。在帝制时代，自宫是变成太监并在宫廷谋职的先决条件；而在社会主义时代，自我阉割也阻止了自戕者社会地位的滑落。从精神分析理论来看，象征性阉割在主体对其父亲产生认同的正常化过程中发挥了作用，正是在这一过程之后，他将以父姓战胜"俄狄浦斯情结"并且变得对社会秩序无害。通过将这种对国家权力的威胁内化，自我阉割者变得认同于这种道德权威，进而在其名义下变得温顺。

因此，当九十年代以来男科在中国出现时，它不但将阳痿医学化，而且证明了个人欲望的合理性。在中国转型过程中，医学关注点从遗精到阳痿的转化，类似于对有关性疾病的认知从视其为罪孽的产物转变为将其视作一种疾病而加以接纳。但是后社会主义的中国发生了更加深远的变化。陈医生的观点印证了这种变化。他说，

> 现在我们很少遇到遗精患者，因为有渠道供其宣泄。对于没文化的人来说，由春梦引起的夜间排精是一件坏事，但是对于有文化的人而言，这是一件好事，因为春梦证明性幻想和性欲望的确存在。

寻求治疗阳痿不再是消极或有害的，而是变成积极的行动。欲望的意识作为一种积极的追求成为一个公民具有科学观念和消费导向的突出标志。相反，对性欲和性幻想的恐惧才是问题，表明一个人不但文化水平有限而且跟不上时代。随着欲望受到鼓励和重视，越来越少的人去求诊夜间遗精，而越来越多的人因勃起困难而去求医问药，就变得一点也不奇怪。阳痿被去道德化了。尽管出现这种转向和道德防线的松动，当今中国的阳痿患者仍然笼罩在一种强烈的羞耻感之中。在向当代的转变过程中，对于阳痿的去道德化并

未能够一并除去与之相随的羞耻感，而可能仅是对其进行了重置。这种重置反映了一种对于阳痿的再道德化，或者更准确地说，一种关于阳痿的"伦理主义"的兴起。也就是说，一种伦理缺憾取代了一种道德瑕疵，即阳痿这种作为现代主体的意识能力意义上的伦理困境，取代了其在纵欲趣好意义上的道德困境。这种伦理主义揭示了主体制造模式的转变，即从谴责身体、否定私欲、限制其表达和传播空间，转变为要求个人欲望、鼓励好奇心以及开放表达空间。

在九十年代末，社会上流传着一个段子：

过去是有贼心没有贼胆；

后来是有贼心有贼胆没有贼钱；

现在是有贼心，有贼胆，有贼钱，但是"贼"不行了。

这个段子在中年人之间流传，他们的玩笑是一种告白，表达了当代关于阳痿身体的自嘲和自怜。这种自怜感围绕着作为原始欲望的"欲"和达成欲望的阻碍因素之间的张力而展开。由此可见，在社会主义时期的"欲"被描绘得究竟是何等消极，不但性快乐总是被与非法性行为联系在一起，而且男性的性器官本身也被称为"贼"。只有在集体主义精神和阶级斗争的时代背景中，我们才能理解这种性欲的消极性。欲，牵扯着"私心杂念"和"淫"，而这是那是特殊年代里与个人欲望做斗争的官方话语的典型词汇。在"个人的事，再大也是小事；国家的事，再小也是大事"的精神之下，有关个人欲望的任何表达都被认为是自私的。

随着 20 世纪七十年代末以来中国社会的变化，集体力量的意识形态、均态的社会结构（比如单位，户口）和身体的集体所有权这三个压制因素都出现了不同程度的松动。随着自由劳动市场的建立，单位不再是劳动的主要结形式，户口也不再像以前那样僵化，而集体主义精神，特别是为集体牺牲的意识形态已经逐渐淡去，这反过来大大强化了另一种意识，即个人的身体才是自我存在的基础。因此在很大程度上，个人欲望和性快乐的含义已经从消极转向积极，在快速发展的消费社会中，性欲已经成为健康人格的核心，而这种社会正是通过"欲望的生产"来运行的。

个人欲望的兴起主要得益于对性行为管控方式的改变，但是却走向了两个相互背离的方向。一方面，对人口规模的控制在收紧；另一方面，对性欲的规定却在放松；这二者之间紧密相关。比如，在 20 世纪 80 年代初实行的独生子女政策可能就对个人的、以欲望为中心的主体性的出现起到了推波助澜的作用。北京的社会学家、性学家潘绥铭指出，决策者们可能没有意识到，"几千年来以性行为概念为核心的再生产正是对抗享乐主义的有力武器"，而试图扭转这一情况的努力可能正起到推动性欲的作用。

有关阳痿的道德模式的转变一般与对性行为控制的改变以及社会精神的变化保持同步。围绕着欲望，性能力（和阳痿）的含义发生了巨大的变化，进而成为欲望本身的刻度计。对于段子里的那些中年人来说，由于遭受了阳痿的创伤，他们的自怜感暗示了当代生活乐趣中核心元素的缺失。阳痿成为一种难以容忍的男性主体性缺陷、伦理无能的根源以及在欲望时代的失败。因此，保持和恢复性这种彰显欲望的能力，体现了后社会主义时期欲望主体的形成。男科的应运而生正是在于治疗阳痿，所以，它也修复了男性主体性的缺陷。

现在许多人都认为满足性欲是一件天经地义的事。大多数时候，这些阳痿患者主动（或出于妻子、女友或性伴侣的压力）向男科求诊。他们会留意男科广告，进行医疗咨询，决定看医生，前往医院，汇报病情并力求缓解，获得处方，所有的这一切构成了一个人自我重塑的轨迹。其中包含着不断重复的行动和感觉，比如花钱治病和满足欲望的舒适感。许多人需要时间来构建这种关于欲望的舒适感——将其展示出来，寻求满足感，并感到满意。像"贼"一样追求性欲的日子已经一去不复返，公开欲望已成为一种新的习惯和新的生活方向。正是顺应了这些过程，男科的空间已经成为生产这种新习惯和新方向的突出场域之一。

在当代的消费社会去男科求治阳痿与改革开放前找医生看阳痿有着本质的不同，因为它预示着围绕个人欲望的独特的主体化模式的兴起。男科的诞生是道德模式转换的体现，也是新的主体化模式兴起的组成部分，这种模式的特殊历史价值在于其对六七十年代的禁欲主义和性压抑的批评。男科的诞生以及剧增的阳痿患者数量表明，当代的中国社会不是唯一"存在"性欲的时代，但它是唯一一个将性欲建构为现代性主体核心的时代。

结论

20世纪80年代出现的中医男科不仅仅是中国的医疗系统对社会不断变化的需求所做出的反应，这也是道德模式变化的结果。在改革开放以前敌视个人欲望的道德模式中，阳痿成为男性身体的道德体验，而不只是与原始的男性耻辱相联系，充满欲望的身体比阳痿的身体更可耻。因此，医疗体系对遗精的重视超过阳痿，对前者的治疗更加具有合理性。到改革开放以后，随着道德模式变得鼓励个人欲望，这导致当代中国对于阳痿的透明度越来越高，以至于遗精被认为是六七十年代的道德模式，反映了一种与个人私欲做斗争的道德准则；而阳痿则是八九十年代的道德模式，反映出对个体欲望的捍卫。医疗系统及其所处的社会可以根据其位置和性质，以及某种道德模式状态，通过给予不同的关注来"生产"不同的疾病，因此也可以生产不同类型的主体。

按语：南京大学闵凡祥副教授认为，当今的医学史研究已经不再是单纯的医学知识内部的系统化整合和变迁历程研究，包括文学、历史学、人类学、社会学在内的诸多人文社会科学都"入侵"到医学史的研究中来。这种情况在中国医学史的研究中体现得特别明显，这一趋势正体现了中医学本身就是一门集政治经济、社会文化、日常生活、生物科技等众多领域为一身的复杂事物，而且它又不间断地经历了数千年的发展演变，对其进行研究的方法就必然要求新学科、新方法和新视角的加入。

但是与此同时，我们也应注意到包括人类学在内的"他者"视角在研究中医史中的局限性。一方面，人类学注重"深描"（deep description），希望探究对象的深层内部结构，但其观察的出发点恰恰是外部的、他者的，这就注定其对观察对象的解释是建立在自身原有的知识结构的基础之上，因此，先入为主的偏见是其自身难以避免的不足。比如在本文中，有关男性身体与生殖的中医学知识非常有限，而对于承载了道德模式的日常行为的分析则较多，其原因就是在于后者是可以通过观察而获得的。人类学擅长于对社会断面的观察和测量，却在对于事物来龙去脉的发展趋势的揭示方面显得乏力。作者在原文中提出的"道德症候学（Moral Symptomatology）"这一核心概念本身就是源于西方哲学和西方医学的混杂，其解释力如何暂且不谈，是否适合于语境完全不同的东方的古老医学，这一点本身就是值得怀疑的。尽管将其换成稍微容易理解一些的"道德模式"，仍然不免会让中国读者感到费解。另一方面，"深描"的限度是难以预先设定的，任何研究对象都可以无限度地不断"深描"下去，那么这种无限细化和深入的结果，是否一定会有助于拼凑起对于事物逻辑结构的整体认知？答案是：不一定。无论是格尔茨关于巴厘岛斗鸡的经典研究，还是本尼迪克特关于日本菊花与刀的民族精神的阐释，都概莫能外。因此，对于我们今天的医学史研究，特别是中国医学史研究的学者来说，人类学的介入有助于我们换个角度来看待中医，但是对此应抱有理性的态度。

（陈勇　南京大学）

茶茗里的养生文化

◎ 李友白

人们常说"开门七件事，柴米油盐酱醋茶"，北宋王安石在《议茶法》中也指出："茶之为民用，等于米盐，不可一日以无。"可见茶在中国人日常生活中的地位是多么重要。

对于大家再熟悉不过的茶，倒底该怎么喝？我们在什么季节、什么样体质的人该喝什么茶？各种各样的茶有什么样的养生功效？……那我们今天就一起来探讨一下关于茶与养生的一些相关话题。

自古饮茶即食疗

其实我们的祖先早就认识到茶的药用及保健功效。早在《神农本草经》中就有关于茶的记载了："神农尝百草，日遇七十二毒，得茶而解"，"茶"即"今之茶字"（《说文解字·艸部》徐铉注）。之后随着道教的兴起，茶的养生功效逐渐被丹道所重视，将茶作为制备"仙丹圣药"的原料之一，并且认为茶久服可以羽化成仙，把作为普通食品的茶上升到了"仙药"的地位。此后，《新修本草》《本草纲目》《随息居饮食谱》等中医本草及食疗专著均对茶的药用功效有详细记载。

关于中国人什么时候开始将茶当作日常饮品这个问题，目前没有一个明确的定论，有始于史前、西周初年、战国等各种不同说法。虽然唐代茶圣陆羽在《茶经·六之饮》中提到："茶之为饮，发乎神农氏……"但神农氏只是上古时期的一个传说人物，因此在断代上仍比较模糊。然而，正是由于陆羽《茶经》的问世，茶的身份开始逐渐由药用向日常饮品转型，进入了人们的生活之中，从此衍生出了茶业、茶道等社会及文化现象。

自唐代后期至清代，茶业一直是我国重要的财政来源，茶叶长期以来作为一种特殊的商品，跟盐一样，实行国家专营制度，是"茶马互市"贸易的主要输出商品之一。究其原因，茶叶主产于南方地区，而北方少数民族及部分地区以畜牧产品（牛羊肉、奶制品等）为主要食物来源，明代谈修在《滴露漫录》中总结道："以其腥肉之食，非茶不消；青稞之热，非茶不解"《明史·食货志》中也形容道："番人以茶为命""番人食乳酪，不得茶则困以病"……从以上可以看出，在中国古代特定人群中，茶因为其特有的功效而成为人们日常生活中的必需品，这是对茶的保健功效的最好解释。

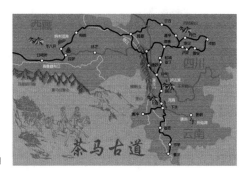

图43：茶马古道示意图

茶的类别及效用

中国是茶树的原产地和原始分布中心，经过几千年漫长的发展历史产生出了诸多茶叶品种。目前国内对茶的分类尚无一个统一的标准，根据制茶工艺及品种差异，比较公认的分类方法就是将茶叶为分6大类：绿茶、红茶、乌龙茶、白茶、黄茶、黑茶。那么我们接下来就根据该分类法分别谈谈各类茶的功效差别。

◉ 绿茶

绿茶是我们平时见得最多的茶叶了，品种比较多，比如我们比较熟悉的就有西湖龙井、洞庭碧螺春（该洞庭不是指洞庭湖，而是指苏州太湖洞庭山）、六安瓜片、信阳毛尖、黄山毛峰……绿茶属于未发酵茶，因此保留了鲜叶中85%以上的咖啡因及茶多酚，维生素的保留也较其他茶多。绿茶性偏寒，具有清心除烦、消食化痰、生津止渴、明目降火等功效。现代药理研究表明，绿茶具有抗菌、抗衰老、抗肿瘤、防动脉粥样硬化、降糖、降压等作用。

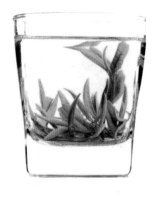
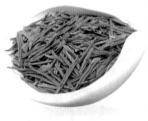

图 44：绿茶

⊙ 红茶

　　红茶的种类也比较多，我们平时较为常见的有祁红（产于安徽祁门一带）、滇红（产于云南一带）、正山小种（产于福建）……红茶属于全发酵茶，性偏温，具有提神醒脑、生津止渴、祛湿利尿、温中养胃等功效，能改善心血管功能、降糖降压降脂、防治肥胖、有效缓解疲劳等作用。

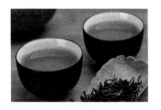

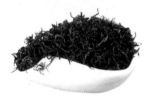

图 45：红茶

⊙ 乌龙茶

　　乌龙茶又名青茶，属于半发酵茶。根据发酵程度，还可细分为生乌龙跟熟乌龙。比较常见的乌龙有冻顶乌龙、安溪铁观音、武夷大红袍等等。乌龙茶的寒温之性不如绿茶及红茶那么明显，生乌龙、熟乌龙的性味功效分别更接近于绿茶、红茶。

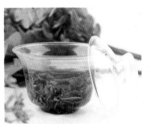

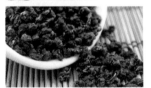

图 46：乌龙茶

⊙ 黑茶

　　黑茶属于后发酵茶，也就是说它的制作过程中前期是属于不发酵茶类的做法，后期经过渥堆发酵而制成的。黑茶具有清心除烦、安神定志、清肝明目、排毒养颜、涤热消痰、消积化食等功效。我们平时常见的黑茶一般都制备成固定形状，比如普洱会做成圆饼状或坨状，湖南黑茶会做成

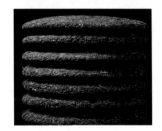

图 47：黑茶

茶砖，比较有名的砖茶有茯砖、青砖等等。

⊙ 白茶、黄茶

白茶与黄茶都属于轻度发酵茶，性味功效方面接近绿茶。白茶主产于福建一带，黄茶主产于安徽、湖南、湖北部分地区。这两种茶平时相对见得比较少。

以上对每一种茶都特别提到了发酵程度，因为茶叶的发酵程度能改变茶叶原有的性状、性味及化学成分。这6类茶的发酵程度由低到高依次是绿茶、白茶、黄茶、乌龙茶、红茶、黑茶，随着发酵程度的上升，茶叶中的一些学化学物发生了转化，对肠胃刺激性的成分逐渐减少，性味也趋于温和，养胃益胃、降脂化痰的功效也有所提升；但是也会损失一部分天然茶叶所特有的成分，比如茶多酚、叶绿素等，杀菌抗炎的功效也会有所降低。

饮茶宜适人适时

以上简单介绍了一些有关茶的基本知识，那么接下来就得聊聊我们应该怎样喝对茶。

⊙ 饮茶与体质的关系

一般来说，儿童或少年喝茶以淡饮、少饮为宜；年青的、体质比较好的、胃肠道功能好的人，可以喝一些绿茶、白茶、黄茶以及生乌龙，这些茶的香味比较清新；一些胃肠道功能较差的人可以选择熟乌龙、红茶、黑茶，这些茶对胃肠道黏膜的刺激性比较小，口感也较好一些；对于一些脾胃虚寒以及体寒之人，应当选择饮用红茶；对于平素胃火较盛者，可以多饮绿茶、白茶；

肥胖、高脂血症、心血管疾病患者可以多饮黑茶；睡眠障碍者可以选择饮用黑茶；醉酒者不宜饮用浓茶、绿茶，而应当选择红茶、黑茶等对胃刺激性小的茶。

此外，空腹及渴极之时不要饮用浓茶、冷茶，容易损伤胃气；经期、孕期也不宜饮用浓茶。

◉ 饮茶与时间的关系

清晨空腹及晚间临睡均不建议喝浓茶。清晨起床可以喝一些绿茶、白茶、黄茶、生乌龙等气味较为清香的茶，有利于芳香醒脾，提振一天中的脾胃之气；饭后可以喝少量红茶及黑茶，不建议大量饮用，因为大量饮茶容易稀释胃液影响食物消化；疲劳之时可以喝些红茶。

◉ 饮茶与季节及气候的关系

一般来说春季比较适合饮用绿茶、白茶、黄茶。春季是绿茶品质最好的时节，春天肝气较旺，这些茶相对气味较香，有利于疏肝理气。夏季气候炎热，可以选择白茶、黑茶。白茶具有清暑降火的作用，夏季代谢旺盛，体内代谢产物较多，黑茶有较好的清热排毒的功效。秋季选用绿茶、乌龙茶均比较合适。冬季寒冷，可以选择饮用红茶，红茶的温性比较明显，并且有较好的养胃功效，也比较耐泡，适合人们在寒冷季节用保温杯泡茶的习惯。

以上只是从养生角度对各个季节及气候条件下如选择茶的种类做出的参考性推荐，日常生活中其实不必一定拘泥于此。

◉ 平时喝茶的几个误区

曾经一度有观点认为贫血不宜喝茶，茶叶中含有大量鞣酸，会与食物中的铁质结合生成不溶性的鞣酸铁盐，从而影响铁的吸收，造成红细胞的生成障碍。其实是这是个误区，以前人们把茶叶中的茶多酚误认为是鞣酸，从而造成"喝茶会引起贫血""贫血患者不宜喝茶"之类的错误观念。喝茶非但不会引起贫血，茶叶中的叶酸、铁元素还能促进红细胞的生成。

人们总是认为喝茶会导致睡眠障碍，其实不然，这要具体看什么茶了。黑茶具有安神定志的作用，适当饮用黑茶并不会引起睡眠障碍。茶叶中的咖啡因具有导致中枢神经兴奋的作用，有研究表明黑茶中咖啡因的含量明显低于绿茶、红茶等其他茶类，因此只要不是过量饮用，一般是不会影响睡眠的。

《红楼梦》里的茶与养生

寂然饭毕，各有丫鬟用小茶盘捧上茶来。当日林如海教女以惜福养身，云饭后务待饭粒咽尽，过一时再吃茶，方不伤脾胃。今黛玉见了这里许多事情不合家中之式，不得不随的，少不得一一改过来，因而接了茶。早见人又捧过漱盂来，黛玉也照样漱了口。盥手毕，又捧上茶来，这方是吃的茶。

在《红楼梦》第三回里，林黛玉初进荣国府，发现贾府里的习惯是饭后就喝茶，而当年她父亲教她的养生之道是饭后过一段时间才能喝茶。根据《红楼梦》里的描述，林如海应当是在三十几岁就英年早逝了，而贾府的代表人物贾母则活到了八十几岁，到底谁的习惯是对的呢？是不是"老祖宗"说的一定就是对的？这个问题得一分为二地来分析：前面提到过，茶叶中含有一定量的咖啡因，咖啡因能提高胃液的分泌量，从而有利于消化食物，尤其能加强脂肪的分解能力，因此饭后少量饮茶从理论上讲是有助于消化的。但是任何事情都有个度，如果饭后大量饮茶就会适得其反了，大量的茶汤进入胃内后会稀释胃液降低胃酸浓度，这会对人体的消化功能造成一定的影响。综合以上两方面的原因，我们在看完这段文字后可以折中地总结一下饭后饮茶的注意点，那就是吃完饭稍候片刻再少量慢饮。

当下贾母等吃过茶，又带了刘姥姥至栊翠庵来。……妙玉笑往里让，贾母道："我们才都吃了酒肉，你这里头有菩萨，冲了罪过。我们这里坐坐，把你的好茶拿来，我们吃一杯就去了。"妙玉听了，忙去烹了茶来。宝玉留神看他是怎么行事。只见妙玉亲自捧了一个海棠花式雕漆填金云龙献寿的小茶盘，里面放一个成窑五彩小盖钟，捧与贾母。贾母道："我不吃六安茶。"妙玉笑说："知道。这是老君眉。"贾母接了，又问是什么水。妙玉笑回"是旧年蠲的雨水。"贾母便吃了半盏，便笑着递与刘姥姥说："你尝尝这个茶。"……

在《红楼梦》第四十一回里，刘姥姥二进荣国府，在陪贾母等吃过饭后一起去妙玉那边喝茶，贾母提出不喝六安茶，后来喝的是老君眉。

于是问题就来了：六安茶、老君眉分别是什么茶？为什么贾母明确指出不喝六安茶？接下来我们来一一讨论分析一下：

六安茶，即指六安瓜片，是中国十大名茶之一，属于绿茶系，产于安徽六安一带，清朝为朝廷贡茶。至于老君眉是什么茶就有争议了，有人认为是湖南洞庭湖君山所产的白毫银针茶，属于白茶系；也有人认为是由武夷岩茶经过发酵后制作的红茶或熟乌龙茶。

贾母深通养生之道，在酒肉之后不喝六安茶，因为六安瓜片属于绿茶，同样妙玉也深精茶道，早早准备下了老君眉，此时喝该茶可以去酒解腻，比较符合贾母的意思。所以对于有争议的"老君眉"我们比较倾向于认为是红茶或者熟乌龙，红茶的可能性更大。那为什么不是黑茶呢？黑茶不是更去油腻更解酒嘛？我们从"老君眉"这个茶名上可以猜测出这应当是由茶形而命名的一种茶，既然茶叶的成品似眉，那么就不应当是黑茶了，因为黑茶大多是紧压成砖形或圆形等，无法保证每片茶叶的特有形状，所以，去酒解腻的最佳选择黑茶也就在这里被排除掉了。

饮茶的几个不宜

茶道亦应该是养生之道，饮茶即是食疗。我国的饮食治疗，有古老的医学文化背景。药物来源于食物，同时食物也能治疗疾病。用药有禁忌，同样饮茶也有宜忌。

1. 茶宜温饮或热饮，不宜冷饮。《本草纲目》载，"藏器曰：饮之宜热，冷则聚痰。"

2. 不宜多饮或饮浓茶。《老老恒言》说茶能解渴，但多喝或喝浓茶也能致渴。

3. 不宜空腹饮，适宜饭后饮。饭后饮之，可解肥浓。

4. 不宜大渴后和酒后饮。《本草纲目》载，"大渴及酒后饮茶，水入肾经，令人腰、脚、膀胱冷痛，兼患水肿、挛痹诸疾。"

5. 不适合寒性及血虚体质，因为茶属苦寒之品。《本草纲目》记载，"若虚寒及血弱之人饮之既久，则脾胃恶寒，元气暗损，土不制水，精血潜虚；成痰饮，成痞胀，成痿痹，成黄瘦，成呕逆，成洞泻，成腹痛，成疝瘕。种种内伤，此茶之害也。"

此外，因为茶能解百毒，所以也能解药性，故喝中药时最好不要饮浓茶或把喝药和饮茶的时间错开几个小时。

（李友白　南京中医药大学）

医志风骨

——明末清初士人群体的医学情怀

⊛ 王　进

引言

医与史的联系，在中国可说是由来已久，从托名上古圣人的《黄帝内经》到博采古人论题的《脉经》与《外台秘要》，都显示出中医学"重史"的倾向。然回首考虑，中医学的"重史"性格却并非直接源于"史学"本身，而是由于医家临床证治的需要，实非有心将医学放在史学的脉络中加以研究。在中国传统医史文化思想的研究范畴内，士人群体的存在与重要性虽然成为一种共识，但大多停留在"泛论"阶段，在深度和广度上缺乏坚实的研究成果。

以医学自身的功用来界定其学科性质，当然是一门具有浓厚倾向的科学，但当它成为史学的所关注的焦点时，便如磁石的两极，既有属于医学本体的研究方面，同时又包含着文化层面的关怀。毕竟医学是无法脱离人群而独立存在的，他的出现源于人群的实际需求，他的内容，符合人群的思维模式，他的日常操持，则必然属于人群中的原子……总之，医学与人群间存在的是一条不可分割的纽带，而这样的联系，则正是研究士人群体医史文化思想的原因所在。

三位士人的习医成因

为了能对明末清初士人习医的现象有更深入的认识，遂以祁彪佳、傅山及方以智的籍贯背景剖析明末清初士人习医的普遍性及这种风气背后的原因。在他们三人中，祁彪佳与方以智均属江南地区人士，祁氏为浙江山阴人，而方氏为江南桐城人。至于傅山，则为山西阳曲人。虽然三者所属的籍贯并不相同，但当中一定有一些共同的特质促使医史文化在明末清初的士人心中扎根。

首先以方以智及祁彪佳所属的地域为例，江南在明清时期是中国经济最为富庶的地区。正因如此，这个地区用以赈济灾民的资源应该是最丰富的。据《江南通志》记载，江南地区在历代亦有不少士人自发性举办慈善活动，如明代王孙熙（万历乙未进士）便曾在松江府严禁溺女活动的进行，当时松江府人多重男轻女，并认为生女多不中用，故王氏便聘请人教当地女娃以织布技巧，好使她们有谋生技能："乃购工教以经纬之法，严溺女之禁。"又如宋代蒋静（元丰中进士）便曾力矫常州的迷信风气，事缘当地在疫疬流行时竟宁死不服药，反而去相信巫术。于是蒋氏便将数三百尊的巫像投入江中，并把一些巫师捉去问罪。除此之外，有关赠医施药的善举亦为数不少，如宋代卫公佐（生卒不详）在神宗熙宁末年赠医施药："熙宁末饥疫施粥给药。"

类似的事迹在当地的方志亦记载了不少，这将会在稍后的篇幅中予以论述，现不再赘述。除了进行地方慈善活动之外，地方志亦记载了不少士人习医的例子，可以与祁、傅、方三人作一比较。如宋代何公务（生卒不详）便是士人精通医药的典型例子："精医学，高宗疾征入侍药，愈授德寿宫太医院使。"他本为康州防御使，后因治高宗病而得以进入太医院工作。同样的，地方志中记载了不少孝子因要继承父志而习医的事迹，如清初封禺（生卒不详）便因要继承父志而习医。此外，当中亦有不少孝子因侍奉患病的父母而习医的事迹。以上种种，皆可用作研究祁、傅及方三人钻研医理的借鉴参考。

　　至于傅山所属的山西虽不如江南地区般富庶，但亦对研究明末清初士人的医史文化具有一定的参考价值。据《山西通志》的描述，当中亦有不少士人习医的事迹，如明代进士邢霖（成化丁未进士）便深明医术，经他救活的人亦不少。另外，亦有不少孝子为侍奉患病的父母而习医，如明代侯鹤龄（生卒不详）因母病而精于医。此外，他更因要为祖母积福添寿而赠医施药，造福乡人。

　　虽然仅用以上三人的地域做分析并不能代表当时全国所有士人，而且士人孝子习医的现象各地皆有，实根本算不上是当地独有的文化特质。但是，可以说明的是，明末清初士人习医的现象已蔚然成为一种风气。而这种风气其实从古代的社会已开始孕育，可惜仍未形成一股强大的气候。但随着士人观念的转变，这种文化亦开始日渐扩展，他们已不再视医生为一种士人不为的职业。相反的，医生这职业更成为他们仕途失意的另一出路。更重要的是，他们为了贯彻儒家思想中"孝"的精神，便毅然习医，希望能够用之侍奉患病的父母。除此之外，这种医史文化的背后尚有其他地域上的原因。碍于资料牵涉甚广，这里只选取与本文研究对象有关的祁彪佳、傅山及方以智三人的地域背景有关的地方志作为研究对象，而研究材料则亦会集中在地方通志等书籍方面。

从祁彪佳、方以智及傅山三人所属的江南及山西地域而言,地域因素对于医史文化的扎根确实是一项不可缺少的条件。诸如地域的经济状况、天灾横祸的频率以及政府对地方事务的介入程度都是值得研究的对象。值得注意的是,地域上灾祸的种类对于医学亦不无关系。以前面所述的疾病种类为例,江南地区多瘟疫发生。而据《明史》统计,从明代太祖永乐六年至思宗崇祯十六年,共发生大瘟疫十九次之多,百姓死亡总数难以估计。吴有性在江南地区一带行医,而就在《温疫论》成书的 1642 年前后,当地便曾发生了严重的疫病。百姓感染疫病者,生存机会十分微茫。在这种情况下,当时很多士人在疫病流行时发挥了积极作用,以补政府之不足。他们身体力行,除了贡献出自己的财富外,还亲自学习医学,希望能将赈灾活动推行得更顺利,祁彪佳便是一典型例子。而明清期间天花肆虐的情况十分严重,故亦有很多读书人学习医理,希望能医治天花。

此外,地方士人对百姓的关心及他们所受儒家思想的影响程度亦有一定的关系。其实,一直以来,士人对医学的态度并非一朝一夕而形成,它有本身的历史背景。自唐代孙思邈提倡医德的观念后,便仿佛赋予医生这职业一种高尚的品德操守。再加上在医学知识不断进步的社会中,医学逐渐与迷信的巫术划清界限。在这种情况下,学习医学知识已不再是士人的耻辱了。相反的,在儒家思想的影响下,习医更能体现儒家文化中孝悌的精神。所以,撇开地域的因素不谈,这种士人阶层的习医风气无疑是与一些主观的人文因素有莫大的关系。士子对儒学的诠释便成为医生地位高低的指标。然而,地域因素加速了这种医史文化的植根及发展。正因地方上贫富悬殊的问题严重,而国家又一向缺乏完善的福利去保障百姓的幸福,故造成了这些具有远大抱负的士人持一种崇高的心态。

祁彪佳：孝道至善与济世为怀

祁彪佳，字弘吉，号虎子，浙江山阴人，天启二年（1622 年）进士，授兴化府推官，并在崇祯年间（1628–1644 年）累官至右佥都御史巡抚江南。后因为群小所诋，移疾去。在《督抚疏稿》中，作者恳求皇上准其回籍养病，经过三次奏请后，终获其批准放假。顺治元年（1644 年）五月，南都失守。为了要做一个对国家忠贞守节的臣子，对于清代的邀请出仕，祁氏宁死不从："聘书迫至，委质为人臣，之死谊无二，光复为有时。"可见其对明朝坚贞不二的决心。顺治二年（1645 年）六月，杭州继失，他即绝粒。而至闰六月四日，端坐池中死，终年四十四岁。其以死明志的决心。可在《遗书》一文中看见："时事至此，论臣子大义，自应一死。……试观今日是谁家天下，尚可浪贪余生，况死生且暮耳。贪旦暮之生，致名节扫地，何见之不广也。……若余经小儒，唯知守节而已。临终有暇，书此数言，繁以一诗，质之有道。"

当时南明唐王追赠少保、兵部尚书，谥忠敏，清谥忠惠。祁氏曾写作一些诗、词、散文。虽然数量不多，但均集中在写景方面，当中流露出失意惆怅的情怀，如《秋夜同陈自誉坐月远阁》中曰："苍茫江海浮，徘徊不能寐，懔极生百忧。"而在诗末亦寄托了"但愿享太平，饮酌长无愁"的希望。而在《远阁待雪·刻烛赋诗·得开字》一曰："渔歌远浦依山断，雁叫残烟过水来，留与故人当旅夜，孤灯相对可停杯。"字里行间流露出阵阵孤清的感觉，充分表现对于没落政权那种失落的感慨。此外，其著作还有《救荒全书小序》《救荒杂议》及《宜焚全稿》等，当中阐述了一些地方救荒方案及他所实行的救荒赈济活动，可作为明末士人自发性救荒活动的一个个案研究。

《祁忠敏公日记》记载了作者祁彪佳从崇祯四年（1631 年）至南明弘光元年（即清顺治二年，1645 年）任官期间的生活片段，当中尤以最后几年的生活记载较为详细。日记最初由祁氏的后人于 1937 年在绍兴首次刊刻披露。在日记中除记录了祁氏日常官场生活、朋友交往以及生活中所经历种种大大小小事情外，还记载了祁氏本人及亲友患病时的情形及医师诊断的过程。作为一个明末清初的士人，祁氏本人亦颇具医学知识，再加上平时有阅读医书的习惯，所以在日记中，我们不难发现作者时有与一些中医朋友如张景岳（1562–1639）、戴见龙（生卒不详）及王施仁（生卒不详）等人研究医理，斟酌医方。更难得的是，对于自己及身边的亲友患病及延医的经过，作者亦有记录在日记中。对于研究明清之际士人阶层中的医史文化，《祁忠敏公日记》无疑是一个典型的例子。以下讨论将集中研究祁彪佳著作中有关医史文化、救荒思想及赈济事业的记载。由于当中所涉及的他及亲友串病经历及延医过程资料甚多，所以我们从中可了解到当时士人的医学知识水平。另外，从作者对赈灾活动的参与过程中，我们亦可借这些士人的救荒思想以了解医史文化在当时的兴盛原因。由于《祁忠敏公日记》中有不少关于作者本人及其亲人、朋友患病的记载。当中有风寒、痘疹、血崩、腹泻、齿疾、喉痛、痔疾、眼疾、疝气及脾疾等疾病。就这些疾病的诊治方法及过程，日记中亦有所记载。为研究明末时期医师诊断方法，提供了不少宝贵的资料。

四诊中望、闻、问三诊亦占有一个十分重要的地位。中医可凭借观察病人的气息及鼻息从而对症下药，给予适当治疗。尤其是对于一些显现于身体的疾病，在日记中《林居适笔》一文的五月二十日条至第二十八条所记载的其子同孙痘疹诊治过程一事，就充分体现了望、闻、问、切的作用："二十日，晴。同郑九华至寓山，以祖儿出痘，颇为关心，即归。（二十日条）""午后医者周敬兰（生卒不详）至，言同儿痘颇难之，遂留之倍宿，次乃早别。（二十二日条）""予留家为同儿治药时痘症危笃，举室惶惶，予处此坦然无得丧之虑，不加排遣。是岂从学问得力乎？午后督园丁除竹，作《除竹五言》，晚医者陶友藤（生卒不详）至。（二十三日条）""医者凌友少广（生卒不详）早至，以为症在不起，与陶藤生意合。午后周敬蔺、金素行（生卒不详）至，皆是凌说，独马性聚（生卒不详）为'为凉药所误，应用热剂'，与诸友争辩甚力。李明初（生卒不详）至则祖马，予遂从李、马二君所用方。（二十四日条）""同儿痘少趑，益信温补之效。午后王少石（生卒不详）至，其说与二友合，始知凉药之真误矣。（二十五日条）""王少石同李、马两先生看同儿痘，言痘起而气血不定。相顾无措，顷之，相继别去，以为不可复救矣。及晚医者朱清宇（生卒不详）至为之调治，又似少有起色。（二十六日条）""同儿方用温补之剂，脾脉顿伤，泻继骤下，共为惊恃，自是生机绝矣，医者皆谢去。（二十八日条）""遂不起，为之含殓。（二十九日条）"

由于同儿染上痘疹一症，而痘疹是当时颇为严重的传染病，死亡率很高。所以作者显得十分担忧。我们在日记中的二十九日条可知道同孙最后难逃死亡的厄运。据《永乐大典·医药集》收录了《巢元方病源》的论述，若小儿不幸感染痘疹，便要小心一切所服药物，因为那些药物可能会伤害到肠胃，便致烦毒。按照日记中"二十八日条"的记载可能就是因所服药物太强而被其伤害肠胃。中国早在西晋（265–316 年）已有治疗痘疹的方书，为葛洪（284–364 年）所著的《肘后备急方》，主要探用"以毒攻毒"的方法医治痘疹，而这些有关治疗痘疹的书籍发展至明清之际理论更趋成熟了。此外，在明代隆庆年间（1567–1572 年）已有关于"痘疹"的治疗及治疗方法，但成功率不高。另外，"天花"与"水痘"的症状十分相似，所以经常令人混淆。我们可利用宋代医家张季明（生卒不详）的研究将两者鉴别出来：

表一　天花与水痘阶段症状表征的比对

天花	水痘
发热三日始出痘	发热一、二日便出痘
疮皮厚，坚实碍手	薄、不碍手，呈水疱样
痘疮顶白，根赤	痘疮易破，易干，泡水易出
渐肿起而灌浓浆	不断变白，或有淡淡水浆
11～15日收敛结痂	4日作痒、收敛，7～8日痊愈
病情严重	病情轻

由于《祁忠敏公日记》所记载的资料不多，我们很难确定他所患的痘疹是属于哪一类。但我们可以推断其孙同儿所患的病应属于较严重的天花。因为若是水痘的话病情会较轻微，甚少会有性命之虞，根本不用作者及其中医朋友那么紧张。况且"天花"在各书所称的病名不一，共有二十七个名称。天行发斑疮、疫疬、疱疮、虏疮、天疮、大痘、茱萸痘、天行痘、珍珠痘、蒸饼痘、麸痘省、麻豆、圣疮、铁甲疮、鲁疮、痘疮、豌豆疮、豌豆疱疮、登豆疮、百岁疮、鬼疮、锡面、蛇皮、天花、疮疹、疮痘。其所描述的症状，应属天花无疑。而有关这种传染病在世界的最早记载，始于埃及木乃伊身上的痘瘢，而法老拉美西斯五世（Ramses V，生卒年不详）面部的痘痕仍清楚可辨。而在古印度亦早在公元前六世纪就出现有关于天花的记载了，即约在东周时期（前 770– 前 256 年）。中世纪时，天花在世界广泛流行。作者对流行传染病的警觉性颇高。因当时天花夺去了不少儿童的性命。满清入关初期，由于地理环境、政治及社会环境种种客观因素，天花更在皇室中肆虐，几乎到了一发不可收拾的地步。清世祖顺治（1643–1661 在位）亦是因为染上天花而死。据德国学者魏特（AlfonsVath）所著的《汤若望传》中有如下记载："如同一切满州人们一般，顺治对于痘症有一种极大的恐惧，因为这在成人差不多也总是要伤命的。在宫中特为奉祀痘神娘娘，是另设有庙坛的。或是因他对于这种病症的恐惧，而竟使他真正传染上了这种病症。"

从魏氏的描述中，我们可以知道当时的满州人对于天花病的恐惧，他们甚至当天花为一个"神"去膜拜，希望因此而避免感染。而圣祖（爱新觉罗·玄烨，1661–1722 在位）能登上帝的原因，亦多少在于他在幼年时曾患上天花。但值得注意的是，虽然天花这种传染病十分可怕，但一生人只愈病发一次，以后便不会再受感染，这便是人体的免疫功能。在预防天花方法的发展过程中，人们已逐渐掌握到这个特性。基于这个原因，所以自明代开始已有医家凭借这个发现不断致力于天花的预防研究上。他们尝试运用人体的免疫系统原理，发明了各种预防天花的方法。祁氏没有因天花的猖獗而替其孙做好预防措施，可能因为鉴于当时预防方法上仍存在一定程度上的危险及成效不大。如在明初谈伦（生卒不详）在《试验方》及郭子章（生卒不详）在《博集稀痘》中提出以水牛虱和粉作饼或烧灰存性和粥饭服下，但这方法成效不大。此外，当时的预防方法尚有"人痘接种法"，根据江苏句容县人俞茂鲲（生卒不详）在《痘科金镜赋集解》中记载了在明穆宗（朱载垕，1567–1572在位）隆庆年间（1567–1572）已盛行于世："又闻种痘法起于明朝隆庆年间宁国府太平县。姓氏失考，得之异人丹家之传，由此蔓延天下。至今种花者，宁国人居多。近日溧阳人窃而为之者亦不少。当日异传之家，至今尚留苗种，必须三金，方得一丹苗。买苗后医家因以获利。时当冬夏种痘者，即以亲生族党姻戚之子传种，留种谓之养苗。设如苗绝，又必至太平再买。所以相信亦无失者。近来昧良利徒，往往将天行已敛之痂偷来作种，是名败苗。虽天行之气已平，而疫疠之气犹在，所以二百小儿，难免三五受害也。"

当中记载的宁国府太平县，即今日的安徽省黄山市。自从俞氏介绍了"人痘接种法"后，种痘法在中医的典籍中多有记载。如明末喻昌（1585–？）的《寓意草》（1643年）记载了顾诘明（生卒不详）的二、三子在北平种痘的医案。至于"人痘接种法"的种痘方法，根据张璐（1617–1700年）所编著的《张氏医通》（1695年）卷十二记载了鼻苗法、痘衣法及旱苗法三种种痘方法："原其种痘之苗，别无他药，惟是盗取痘儿标粒之浆，收入棉内，纳儿鼻孔，女右男左，七日其气宜通，热发点见……如痘浆不得盗，痘痂亦可发苗，痘痂无可窃，则以新出痘儿所服之衣，与他儿服之，亦出痘。"鼻苗法是用棉花蘸取天花患者的疱浆，以男左女右的方式塞入未患天花者的鼻腔中，令其轻度感染天花而获得免疫力；而旱苗法则是将接近痊愈的天花患者的痘痂弄细，再用银管吹入未出过天花的健康人的鼻孔中，痘衣法是将患者穿过的衣服给未患者穿着，令其感染天花而产生抵抗力。但是，以上三种方法可能会导致接受种痘的人患上重型天花而死亡，可说是十分危险。但是，这些种痘法仍广泛流行于民间。因在《张氏医通》同卷中记述了种痘法"始自江右，达于燕齐，近则遍行南北"。可见自从种痘术在17世纪开始已推广至全国或并为百姓所接受。尽管这些预防方法已得到一定的接受及支持，但作者仍持审慎观望态度。由此我们可知道作者对家人的爱护，不敢贸贸然断送他们的性命。至于在给其孙诊治天花的日记中，亦体现出医者运用四诊中的望、闻、问三项重要诊断步骤。由于天花属于从皮肤表面发出来的传染病，所以医者们可凭着表面症状及诊断内在脉象互相配合而得出病情的严重性，从而给予适当治理。除了可以知道当时中医的诊断过程及方法外，我们亦可以透过《祁忠敏公日记》认知明清士人的医学水平。综合而言，我们可以根据下列事实来判断当时士人医学知识的普及程度：所谓"预防胜于治疗"正因如此，中国人早在远古时代已懂得很多保健及养生的方法。发展至明清阶段，养生及保健的理论及方法更为成熟。

在其所著的《救荒杂议》中可以看见他的救荒思想的内容，除了有病坊、药局的设置外，亦有一些解决百姓饥饿的方案。至于作者等人对于赠医施药的各种安排，可在《施药条款》及《救荒杂议·药局议》等章中查考。作者对于设置药局的位置、交通情况、药局的财政状况、太医的人数诊症时间及取药手续皆有详细说明，而且安排得十分妥当，现分条详录如下

处理捐款：置买药货及一切杂费，每日约四五金。除自行捐助外，今立薄十扇。分发同志之友十人，更各遍传于诸同志者。随意捐助，多寡勿拘，但须即时交付，领簿之友陆续发至季超家兄收贮，以充诸费。募完之日，原薄并发还家兄，以便刊刻成书，布诸善信名号（按：作者将捐款者详记于名册中，而且还要求他们即时缴交，此举是为了避免账目上的混乱）。

人手安排：延请越中名医十位。虔设后酒订约，每日烦二位至局诊视，共襄兹举，大概以一月为期。至于在局一切料理，并请太医姚同伯足以任之。

交通位置：医局定于越王祠兴相寺，其地水陆交通，便于摘载诊视。（按：祁氏此举既为了消除患者舟车劳顿的痛苦，以免路途还远，交通不便而延误病情。）

诊症时间：投药先须诊脉。（按：避免病人有滥用药物的情况出现）凡就医者订以卯辰二时至局，太医每日早至，傍午而散。盖不特太医欲应别家延请，且恐过午则病者往返酷暑中、更益其沈困耳。

重病者的安排：病者或在危急，不能扶，须遣家属详语病繇，以便付药。

诊症程序及药物安排：太医诊脉之后，止烦立方。其置办药料，或同志各自推择，或始终其事，或轮管数日。预相订约，勿致临期互诿（按：祁氏深明药物对病危者的重要，为了不延误诊治，故要求各位药局在药物供应上有充足的准备）。

诊症记录：太医诊脉立方。司药诸友照方付药，旋书病者名号住址于方内，每日汇作一本，立为医案。俟再次取药，即阅旧方，斟酌增减（按：这些医案除了保存对各医师的治疗心得外，亦增加了他们的治愈率）。

轮候安排：看病取药，恐有参差混乱。今议置看病筹五十枝，取药筹百枝。俟入门之时，照其先后付筹。自第一号至某号止，诊赈付药，即按筹为序，庶免拥挤蹯跃之患（按：祁氏明白病者心急求医的心态，为免他们争先恐后，致秩序大乱，故以公平的派筹方式先到先得）。

轮候地点及总务安排：寺中前殿，备设桌凳，以便病者憩息。（按：为病者提供一个较舒适的轮候环境，以减轻他们的不适）至炊爨奔走，各须数人，烦同志之友轮日至局，或接待宾客，或分督僮仆，务使恪恭其事。

另外，尚有《药局议》一文，旨在列明祁氏等人对药局中各项分工的职责及补充《施药条款》的不足，从内容中我们不难发现祁氏的安排每每都以病者为出发点。凡局中总理、司计、司药、司签均为必要的职务，以确保药局的运作顺利及杜绝欺诈的行为。

表二　《药局议》各项职位分工职责表

职位	职责
总理	・管理局中一切财政 ・辨认药饵的好坏 ・稽查局中各执事的勤怠 ・监管太医所写的药方是否适合病人 ・确保药局在当地的地位及形象
司计	・负责缴付一切药费及执事的膳食费 ・与总理一同收取外来捐款（按：可收互相监察之效） ・将局中一切收入、支出记录仕安案，以作日后运作的参考
司药	・决定局中所应用的药物，并向总理报告，以向司计支取费用当药物到局之后，与司计一同验收 ・将局中存放的药物记录在簿 ・按照医师所写的药方配药，并分二次覆阅，以确保准确无误 ・负责药物补给，若当中涉及贵重药物，必须要供应商自行制版检视 ・药物的收藏与管理必须确保安全无误
司计 （按：应为司记，"计"可能为"记"的误写）	・主要管理药方的记录方面 ・记录医师的诊疗过程及所开的药方，并每日类钉为册。以作日后参考 ・若当中有填写延误，以致发药错漏者，必须承担一切责任
司签	・以僧禅负责担任此工作 ・以手执红、绿两颜色的筹，令病者分两种颜色按照筹上码排队

　　药局的分工可媲美今日的医院管理局，各人各有职责而又互相监察、牵

制,以避免某一方出现权力过大的情况。由于各人的职责已详列于议案当中,苟有任何错失,便可尽快找出负责人,不容他们有机会敷衍塞责。作为一个饱读儒家圣贤书而得以进入仕途的祁彪佳而言,他深受儒家思想影响是不足以为奇的。一直以来,儒家思想中所强调的忠孝观念均被历代统治者用作维系及巩固其统治的手段,而儒家经典亦自然成为科举取士必读的书籍。祁彪佳对于医理颇有研究。与很多士人一样,由于他本身正职为官,习医不过是他平时的兴趣,以备日后不时之需。而他对于那些庸医颇有批评,认为他们只顾本身利益,对病人毫无责任感可言。从祁氏的著作中,我们不难对其思想志向有一个充分的了解。由于祁彪佳是明末著名的士人,所以他习医的动机亦往往代表了当时士人的普遍心态。由于受到儒家思想的影响,所以从作者与朋友的书信中不难知道其对名利及父母两者的取舍。为了供养父母,作者不惜放弃了自己经营多年的高官厚禄,可见其孝顺之心。

总括而言,祁彪佳本身可以作为当时士人阶层从事医学学习及研究的典型例子。所谓"不为良相,则为良医",这种情况自宋代已日趋普遍。但是,值得注意的是,在宋以前,儒士对于医还抱有一种轻视及不屑的态度。而随着宋代的儒学正统地位日渐提高,其所提倡的伦理观及人生观促使更多儒生习医。例如明代医学家王纶,本身是进士,亦为官吏,但后来因为其父患病而习医,他精于医道,不拘泥于古训,著有《名医杂著》一书。再如唐代(650-904 年)王焘、明代李可夫(生卒不详)等儒士,皆是因父母生病而学医,充分发挥儒家孝的精神。

除此以外,正如前面所述,习医对于儒士而言,可作为其仕途以外的另一种事业。如北宋的苏轼亦因自己的仕途不利而寄情于行医的事业当中,造福百姓。在《东坡全集》中收录了不少他的医学著作。而祁氏本人在《救荒全书小序·治本章》亦认为不论从事哪一种职业,都不能游手好闲,成为社会的寄生虫:"重农固为务本,但今人稠地窄处,竟有无田可耕者。因其土俗，各有力食之路，但占一艺，便非游手。"可见他认为在以农为本的中国，即使不以考科举及务农为生，亦可从事其他对社会有益的工作。所以，对于祁彪佳本人所处的明末清初时代，我们亦不难发现有不少不愿出仕清廷的明末遗臣纷纷转行行医，他们均是曾经学医的儒士。如傅山就因其反清思想而退隐为医师。而不论他们因何种因素而习医，我们可以知道作为一个朝廷的士人，医史文化随着儒家地位不断提高而广泛地在他们这一阶层中流行及植根起来，并成为一个普遍现象。

傅青主：学贯四海与医志风骨

傅山字青主，山西阳曲人，明清之际著名的思想家、书画家及医学家。他博通经、史、子、佛、道、书法、诗文、绘画、音乐、训诂、考据及医学。特别是在医学方面，更成为他在明亡后拒绝出仕清廷的谋生工具。傅山精通医术，特别是妇科及外科，无论远近病者求诊，他都不辞劳苦地前去替他的治病。遇有贫穷的病者，他更不计较酬劳地去替他们义诊，而出诊的地区，更远至二三百里之遥。

有关傅山的医术，在其著作中多有记载。如在储方庆《与傅青主书》中说明了他的才能："即询先生之为人，俱云先生隐君子也，通六书，晓算数，善医药，官于并州者莫不知先生之名，先生夷然不屑也。"又如张廷鉴（生卒不详）《霜红龛手迹帽例言》中引徐轩（生卒不详）的话："征君诗文而外，书法、画法、医学之属，皆造神品。他人绝技，技进乎道，征君则由道以及于技，故其所论技艺之言，动关道妙。"可见他在医学方面的成就不亚于书画。而事实上，经过傅山医治而得以起死回生的病人亦有不少。另外，他流传后世的著作亦不少，当中包括《傅青主女科》《牵后编》《傅青主男科》《傅青主小儿科》等，可谓造福男女老幼。值得注意的是傅山并非将全部精力放在医学研究方面，这在其他人所撰写传记中已有记载："又以余力学岐黄术，擅医之名遍山右，罔弗知者。""先生以余事及之，遽通乎神。"但他所拥有的卓越成就却不下于朱震亨及张仲景等人。

在现存有关傅山的著作中，记载了他不少诊治病人成功的个案，这些成功的个案充分体现他心思缜密的精神。至于有关傅山替人治病的事蹟，可见徐昆（生卒不详）所撰的《青主先生》:个案一："先生精医，晚年以医见者见，不以医见者不见也。……一日，抚军太夫人得疾，抚军嘱阳曲令邀先生。先生曰:'看疾可，吾不见贵人。'阳曲令曰:'诺。'抚军敬避，嘱令陪焉。诊脉毕，怒曰:'如此年纪，何得如此病!'不立方，拂衣将去，令留而婉叩之。初不言，继曰:'相思病也，得诸昨日午间。'先生出，抚军来叩令，令无以答。太夫人微闻，自叹曰:'神医也! 吾昨午翻箱笼，偶见若父履，遂得疾耳，当以实告。'令转语先生，一帖而愈。"

个案二："又一民妇，因夫好赌，相诟谇，夫掌击之，遂成气鼓。询先生，先生偶捋草十余把，谓民曰:'子持归，在妇前漫火煎之，颜必和，声必下。饮食亲奉外，即煎药是务，日须十数次。不三日而愈。'或问故，先生曰:'所得者浅，无须药饵。以草为媒，平其心而和其气足矣。'"

个案三："一妇妒，恶夫有所昵，忽患腹痛，辗转地上，不可忍。其夫求先生，令持敝瓦釜，置妇床前，捣千杵，服之立止。"

个案四："又少年辈方土筑，见先生过，曰:'盍桩病试之? '一少年跃而下取大笑，群遮先生曰:'此病人，请视。'先生一望，曰:'死人也。'众大笑。先生曰:'肠断矣。'举至家而死。"

个案五："一老人痰涌喉间，气不得出入，其家具棺待殓，先生诊之曰不死，令捣蒜汁灌之，吐痰数升而愈。"

从以上的事例当中，我们可以知道傅山的医术不止局限于医治一般头痛腹泻等较轻微的病症。诸如病者的心理状况（如个案一、个案二及个案三），他掌握了因病者相思、嫉妒而发作的心理病，从而适当的对症下药，往往令病人药到病除。此外，一些不轻易察觉的内伤（如个案四），傅山均能了如指掌，对症下药，令患者得到适当的治疗，甚至起死回生（如个案五）。另外，根据蔡冠洛所撰的《傅山》中，便记载了傅山有祖传药方一事及其在医学方面的造诣："既绝世事，家传故有禁方，遂精其术，而不拘拘于叔和、丹溪之言。踵门求医者户常满，贵贱一以视之。"可见，傅山不固执于采用一、二家的医学理论。正如笔者所言，一个成功的医学家并非在于能精通某一家的学说，而是在于他能采各家所长。若医家只拘泥于温补学派或丹溪学派的医学理论而不晓得加以临床变通的话，便会大大地减低病人的痊愈机会了。另外，他高深的医学造诣大部分是来自他的祖传秘方。在武承谟《丁亥南安江上偶怀青主先生作》及他自己所写的《千金方》中亦分别指出了青主的医学技术有受《黄帝内经》、葛洪的《肘后带急方》及孙思邈的《备急千金要方》《千金翼方》等著作所影响："幽居想活人，《肘后（备急方）》《千金（按：备急千金要方）》备。神奇到处传。扁鹊、苍公至。《素（问）》《难（经）》以来书，精妙穷厥秘。医圣至今称，孰窥其心事？""《千金方》细读之，知不为真人全书，后人夹杂于中者不少，然妙处实多，不胜引伸触长也。"

可见他在医学方面有如此超卓的成就，殊非侥幸。而他本人亦不会太过拘泥于王叔和及朱震亨等医学家的学说。而且傅山用药亦往往不拘于方书，多凭一己之直觉及不断的临床试验："用药不依方书，多意为之。每以一二味取验。"此外，由于他本身通晓儒术，所以更将之融入医学理论之中："精岐黄术，邃于脉理，而时通以儒义，不拘于叔和、丹溪之言。"正因傅山医术高明，故为他所救活的生命不少。在刘绍敛《傅青主先生传》一文中便曾对他有如此赞美："然余尝过晋阳，老人啧啧道先生活人事不置。"更难得的是，即使他具有高深的医学知识，但他未因此而敛财。

傅山曾在其所作的对联中表明了他对医学的态度："以学为医学，物我一体；借市居作山居，动静常贞。"可见他将自己所学到的儒学知识融合到医学当中。在《题幼科证治准绳》中，他借对想学习儿科的外甥的教诲，说明了学医不能讲求速成，必须要不断用心钻研，才能成功："姚甥特此，令老夫稍为点定一二方，欲习之为糊口资。既习此，实无省事之术，但细细读诸论，再从老医口授，自当明解。扁鹊以秦人之爱小儿，即为小儿医。慈和恺悌，便入药王之室。慎无流于恶姿，如李谧也。"

除了用心研究外，还要心向老一辈的医师请教，以取得临床经验。虽然医学在明末清初仍被一般士人认为是雕虫小技，但若非具有恒信及丰富见识的人必不能胜任："医小技也，然非具大知识大愿力者，不能窥其微。"而傅山便正拥有一位成功医生的特质："青主先生负绝人之姿，晚季尤耽养生术，所谓具大知识大愿力者也。"而在王道平的《傅青主男科序》中亦尝曰："世传先生字不如诗，诗不如画，画不如医，医不如人，先生之高远，固不可以区区之医见也。"可见傅山的过人之处，并非在其拥有高深的医学造诣，而是其对医德的重视及对事物包容的态度。

此外，他亦要求医生必须具有"慈和恺悌"之心及济世为怀的精神。正如郭钟岳在《傅青主男科序》中曾这样称读他："傅青主先生，具悲天悯人之怀，抱仁民爱物之念，生当丧乱，笃志隐沦，徒以医传于世，先生之遇，亦可悲矣！然先生兼善天下之志更可见矣。"我们不难发现傅山虽然以医术高明见称，但却并不因此而四处招摇。相反，除了行医外，他谢绝一切无谓应酬。在王士禛（1634—1711）的《池北偶谈》中曰："医术入神，有司以医见则见，不然则不见也。"虽然傅山平时处事低调，不喜四出张扬，但他的威名亦不胫而走："而世之称者，乃盛传其字学与医术，不已细哉！字为六艺之一，先生固尝究心，若医者，先生所以晦而逃名者也。而名即随之，抑可奇矣。"

至于医生用药之道，在《医药论略》中有所提及："且一药而名医争论。往往矛盾。故凡歪好胡混文章，子从他妄行，不过出丑惹笑。若医药之道，偶尔撞着一，即得意为圣人复出，不易吾言。留其眼于人间，为害不小。"

医药之道在于医师不断小心去求证，若偶有一二成功事例而沾沾自喜，自鸣得意，则只会对百姓百害而无一利。这在吴经采为其撰写的《傅青主女科序》中有所提及："习其业者，于茫茫渊海中，剽窃疑似，持以索症。偶合，辄自诩谓卢、扁可再世也。迨服其剂而加剧且危甚，或阻遏生机，误人宗嗣，则犹坚持所奉书，嚣嚣白众，以为命实难为，匪医之咎。"他将医生比喻为士兵的目的在于医生治疗病人的方法好像士兵运用兵法一样，要不断根据实际情况做出变化。对于疾病，医生就像士兵一样如临大敌。最值得注意的是，身为一位出色的医生，傅山平等对待富贵及贫穷的病人。

总括而言，傅山在拒绝出仕清廷的同时，专心以行医为生，并在其行医的生涯中，努力研习医理，希望能利用一己之微力贡献社会。虽然成为清官无疑可以造福百姓，为民喉舌，但倘若天下无道的时候，转业为医也不失另一服务社会的途径，这并非消极避世的做法。傅山虽然在救荒方面的贡献不及祁彪佳，这是因为当时祁氏仍然为官，可利用其在官场的影响力及一班士人朋友的协助下进行救荒工作。相反，傅山当时已退出官场了，所以只能依靠自己个人的能力去帮助百姓。另一方面，他在医学著作方面却不比祁氏逊色，他著有几本医学著作流传后世，当中所提出的理论能够突破前人的说法，并加以补充其不足。此外，傅山更加积极培育后辈，好让他的志向得到承传。当中最能得其所传的有儿子傅眉及姪儿傅仁，二人皆自明亡后便跟随山逃难，更与他一样卖为生。虽然傅家子嗣不多，但能坚守傅的遗训，终清之世不出仕清廷。

方以智：博学融汇与中西汇通

方以智，字密之，号曼公，江南安庆府桐城县凤仪里人，明崇祯庚辰（1640 年）进士，授翰林简讨。由于他的祖父方大镇（1562–1631 年）对《易》学颇有研究，他十分喜欢《易传》中的"蓍圆而神，卦方以智，藏密同患，变易不易。"所以取其孙名为"方以智"，希望他一生能够"方以智"。方以智与陈贞慧（1604–1656）、冒襄（1610–1693）、侯方域（1617–1654）合称"明季四公子"。明亡后，清兵入粤，为逃避搜捕，以智毅然出家为僧，名弘智，字无可，别号药地和尚。他名号众多，根据任道斌所编的《方以智年谱》记载，尚有下列名号：龙眠愚者、泽园主人、浮山愚者、鹿起山人、宓山氏等。

至于方以智的著作，尚存至今的计有《东西均》《易余》上下卷、《药地炮庄》九卷并总论三卷、《冬灰表五位纲宗》、《青原愚者智禅师诒录》四卷、《禅乐府》、《周易时论合编（图象几表）》二十三卷、《物理小识》十二卷、《通雅》《浮山文集前编》十卷、《浮山文集后编》二卷、《浮山此藏轩别集》二卷、《膝寓信笔》、《博依集》十卷、《流寓草》九卷、《痒讯》、《瞻妥》、《流离草》、《浮山后集·无生》等，在医学科学著作方面，现列表介绍如下：

表三 方以智"医学科学书籍"分列表

书名	内容介绍	状况
《医学》	书名见《浮山文集前编》卷三："智未行医，且穷其理，就《灵》《素》之条贯，详证治之准，约记之，名曰《医学》，聊备遗忘，将来或有所引申而会通之，固协艺济人之一助也。"亦有人说《医学》即是现存的《学会通》	佚

书名	内容介绍	状况
《医学会通》	约三万字，有《诊脉辨》《伤害慨几》《运气论》《君火论》等篇，当中有不少内容是摘录自《灵枢经》《素问》等医学经典	尚存
《明堂图说》	附于《医学会通》后，内有《手易明大肠经》《足易明胃经》《督脉》《任脉》等共十四篇	尚存
《内经经脉》	约四千余言，当中反映了他以《易》学会通医学的思想	尚存
《医集》	书名见于其了方中通的《陪诗》卷四《哀述》	佚
《通雅》	正文有五十二卷，另卷首三卷，之一为《音杂论》，卷二为《读书类略》《小学类略》；卷三为《诗说》《文章薪火》。正文又分《疑始》《释诂》《天制》《事制》《礼仪》《乐曲》《乐舞》《器用》《衣服》《宫室》《饮食》《算数》《植物》《动物》《金石》《谚原》《切缉原》《脉考》及《古方解》等章，内容范围十分广阔	尚存
《物理小识》	共十二卷，约十万字。全书共分天类、历类、风雷雨阴类、地类、占候类、人身类、要类、医药类、饮食类、衣服类、金石类、器用类、草木类、鸟兽类、以神方律类、异事类等十五类	尚存

根据方以智在《浮山文集前编》卷三《稽古堂二集》的自述，他的曾祖父方学渐精于医学，并以此为每一个儿子应该学习的知识："先曾王父本庵公精医学，以为人子须知。"另外，即使他的祖父方大镇未如其曾祖父一样精医，但却有阅读医学经典《灵枢》《素问》的习惯，并视医者为三才之一，有建天立地之功："先王父廷尉公曰：'三才之故，身建天地，《灵素》不可不学也。'"传到其父亲方孔焰亦对医学有研究，他遇到一些验方便立即把它抄下来，更经常向医生询问他们的学习心得，并研习《易经》的象数之学，可谓与医生的关系十分密切："中丞公遇经验方则抄之，遇医辄问其所得，

又研易象数，医切此身，其确征也。"而方以智本身幼承庭训，故对科学知识甚为有兴趣，并好穷事物的道理，其中对于医学方面的知识的兴趣叙述如下："小子以智少承家训，躬循而已，塾中诵读之余，好穷物理，故汇医为一编。"他在《物理小识》中设医药类及医要类两门，而在《通雅》中亦设《脉考》及《古方解》两篇章。另外，尚有一些专门论述医学的著作如《医学会通》《明堂图说》《内经经脉》《医集》等。

根据《桐城桂林方氏家谱》的记载，恪守孝道是每一位方家子孙必须遵守的家训。而方以智亦曾自称："浮山固以孝闻天下。"事实上，有不少历史资料记载了方以智尽孝道的事迹。如在崇祯十三年（1640）正月方孔焰因受杨嗣昌陷害而被捕下狱，方以智写成血疏《请代父罪疏》，并跪在朝门外向所经过的百官叩头号呼，希望以己身代父："小臣冒昧上控，愿以身代父刑。"这事令思宗（朱由检，1628-1644，1627-1644年在位）大为感动，叹曰："求忠臣必于孝子之门。"后来其父亦获释放。所以，我们不难推断他习医的原因与孝道不无关系。而他在《医学序》及《物理小识》卷五《医药类》中表明了自己习医的其中一个原因是为了侍奉父亲，使他不再为庸医所误："丁丑老父为南尚玺卿，食缑鲐腹闷，为医所误，得金申之而解，于是学医。"当中以《物理小识》的记微较为详尽："崇祯丁丑老父为南京玺卿时宴集散，疑缑鲐腹闷误服香油，遂痛而呕。医家以为阴痛服药不效，因而下闭一医，以万应丸三服而不下，迷急几死，金申之来视之，此药祸也。当服黄连、延胡索。诸医曰：'服凉药则不救'智卜于天服申之药而愈，……以智于是学医。北齐李元忠、隋许道幼、唐王勃、王焘、宋高若皆因亲病通医书，人子须知不可不勉。"

方以智的医学知识，除了启导自中医学经典《黄帝内经》中的《灵枢》《素问》外，亦有受西方传教士的影响。在明万历四十七年（1619），当时方以智九岁，他在福宁住了近三年，他将大部分时间放在钻研学问方面。他所学习的内容除了一般士人弟子学习的传统学问外，还有问学于熊明遇（1579–1649），当时他正热衷于传播西学，方以智便是从他那里认识到西学。这在他的著作《物理小识》中亦曾提及过："万历以来（1619年），余在长溪，亲炙坛石先生，喜其精论，故识所折中如此。"另外，他在《膝寓信笔》中亦有记载了他们讨论西方传教士利玛（Matteo Ricci，1552–1610）著作《天学初函》："西儒利玛窦泛重溟入中国，读中国之书，最服孔子。其国有六种学，事天主，通历算，多奇器，智巧过人。着书曰《天学初函》，余读之，多所不解。幼随家君十长泽，能公刚草谈此事。"

可以说，方以智的父亲方孔焰对他学习西学的历程亦起了不少作用，熊明遇与方以智的父亲方孔焰可谓交往甚为密切，在《物理小识》卷一《声异》中记载了方孔焰向熊氏询问一些有关回音的原理："太姥有空谷传声处，每呼一名，凡七声和之。老父以问坛熊公，公曰：'峡石七曲也。人在雪洞，其声即有余响，若作夹墙连开小牖，则一声亦有数声之应。'"

在方孔焰的介绍下，方以智便开始问学于熊明遇。熊氏精于西学，他生于明清鼎革之际，其主要著作《格致草》广被时人及明末遗民所读颂，他对耶稣会士抱开明的态度，并与西方传教士交往甚密，在他的启导下，方以智开始接触西学。在明思宗崇祯三年至九年这段期间，方以智开始正式与西方的传教士来往，并从中学习到西方知识。与他交往过的传教士分别有毕方济（Franciscus Sambasi，1582–1649）、汤若望（Johannes Adam Schall von Bell，1591–1666）、金尼阁（Nicolas Trigault，1577–1628）等人，并从中接触西方医学理论，这在他的著作中亦曾采录。例如在《物理小识》卷五《医药类·辟瘟》："《外纪》哥阿岛患疫，有名医卜加得，全城内外，遍举大火，烧一昼夜，火息而病亦瘥。盖疫为邪就所侵，火气尤烈，能烫涤诸邪，邪尽而病瘥，至理也。"当中引录了《职方外纪》的辟瘟知识。另外，在卷二《地类·脂流》中转载了传教士金尼阁对温泉治病的见解："金尼阁曰：'西国有七十余汤各标主治。'"以上例子皆可证明西方医学知识对方以智有过一些影响。在《物理小识》中所采录的各条有关医学的资料虽然大部分均引用中国古代各医籍，但当中仍有小部分的材料是取自西方传教士的著作，可见方以智十分注重中西知识的融合，取长补短，并不一味盲目采用本资料。

方氏研究医学的治学心得，多受其曾祖父方学渐、祖父方大镇及父亲方孔焰的影响："老父曰：'至理不测，因物则以征之。'医固一大物理之悫崭也。"又如前所述，方以智先祖三世皆精于医学，这在《物理小识》中勇有所提及："到先曾祖本罨公知医具三才之故，延尉公、中丞公皆留心纪验，不肖以智有穷理极物之僻，尝约之补泻也。对治从也，寒热温凉面平统之，五味归于甘苦，而淡统之，皆概也。而好恶最征因地因时相制而孌久，习而转皆有其端。圣人举一二以通类，特常人信不及耳。"引文从方以智的先祖口中清楚说明了要成为一位成功的医师光是靠博览群书还是不足够的，必须不断验证，并因时因地制宜，才能成为医治病人的灵丹妙药。否则，只会变成毒害世人的毒药。方以智一向有穷究物理的癖好，故他在《物理小识》中便补充了其他典籍所载资料的谬误及缺漏。有关《物理小识》的成书缘起，与方氏儿时的启蒙老师不无关系。方以智在年少时曾受业于王宣（1565–1648），九岁后随父在福建长溪听熊明遇讲论物理、西学，故很早已养成其"即物穷理"的性格。所以，在其大约二三十岁仕宦北京时，其《物理小识》已差不多完成了。

要研究医理，便必须抱着济世为怀的心态，不应心存敛财之歪念。正如方以智在《药地炮庄》及《曼寓草中·书晋贤传后》中曾经说过："圣人不从事于务，不就利，不违害，不喜求，不缘道。"这里说明了圣人的特质："文人才士，正当以怀旷达之意。可引之淡然于利禄，圣人许之矣。淡泊者，学之舆也。功名之士，恒谓为小节。穷理之士，又以为略，宜乎其自便耳。士诚能以淡泊为本，则旷达与廉谨，不相悖也。"

即使只是一个普通的文人才士，亦必须要淡泊名利，以旷达的心情去对待天下事。而作为一个医生，更必须要像圣人一样，不能贪恋世间的一切财富，应抱着淡泊名利的心去行医。只有这样，才能成为一个济世为怀的好医生。在《药室说》中，他痛斥世上一切借行医为名而敛财的医生："然市中人治药以丁代丙，甚贵又不中用，积其诬，子孙冻馁者多矣。"药物在治疗过程中占有一个十分重要的地方，可惜有很多人往往只懂存心敛财，故在开药时会以一些贵价的药物取代下价的特效药，以赚取病者的金钱。所以，他希望能成为一个真正可以帮助贫苦大解病厄的医生："今余欲作药肆，但取人间急难之疾，二十许方，三四信行药童，一用圣贤方论。时节州土，无不用其物宜；炮制生熟，无不尽其材性。取四分之息，百钱可以起一人之疾矣。今袁彬质夫言：'厌作药肆，以济人为功，以娱老为业，欣然会余宿心，故为道所以尽心于和药，而刻意于救人之说。不多取赢，则济人博；不欺其济，则治疾良。他日阴功隐德，当筑高门。'"作为一个略懂医理的士人，方以智的志向并不在于敛财，而是在于济世。他希望他的医学知识不仅可以帮助天下的患者，亦可以救助他们的心灵。

治学之道忌拘泥而不晓变通。正如医生不能盲目相信一些治疗疾病的方法，必须探索其中的原因："近有人善炙人影治病者，愚者按：《南史》张邵傅，后徐文伯祖秋夫为刍人以钺鬼。又有薛伯宗徙痈疽为气封之徙，置柳树上。《异苑》载王仆以水浇枯树，而郑鲜之女挛，遂愈。近日诚炙人影者，乃先以指藏毒药向人痛处按之，然后炙影，则人肤上痛矣。"这里指出人们盲目迷信一种缺乏科学根据的治疗方法，从来不曾考究当中的真伪。为了解释当中的疑团，方以智不断去寻求答案。他认为纵有最好的医书，但若医者不晓其中变化的话，亦会导致弄巧反拙。如在《通雅·脉考》中方氏便指出一些人拘泥于古法而产生的弊病："《脉诀》，至朱子始议之，李时珍编而论之。《内经》之附上，至李士材始明之。然天下皆用滑氏之诀治病，各依所传之方，尝试而已。宓山氏曰：'天地推移，其中细变难明。'残书亦有后人发明，得其证佐者，五运六气，岂天下同时犯此客疾乎？故当论其变也。张鹤腾明伤暑之科，与伤寒同重，足补岐黄仲景之所未发。盖前此多在北方，来至天南察其风土耳。两粤之人，素服槟榔，病则不可专以承气大黄荡涤，有一下而不可救者，故《粤志》著熊胆之方，此不必泥前人之常法也。泥常法而不知变，则河间之情火，丹溪之滋阴，东垣之补阳，皆适足以病。"

当中说明了假若医家不窥探各类疾病在不同的地理环境、民生风俗的变化，即使有古代上乘的医方，亦无补于事。尤其是现今的疾病，变症颇多，不是单能靠古代医书的方法就能治疗好的，必须要求医家博学，并通晓当中变化，才能战胜病魔："故末世之病，变症益多，非古法所得而拘者。当有博物之君子出，为之推明其故，以广世之守残业恃见闻者，可也。"另外，一些方书所载之药，未必如其所载之特性一样，亦必须要靠医者懂得运用其博学的知识加以判断，才能使到病人得到适当的治理："以今《本草（纲目）》，注引如林，然尚有出处异同寒热互载。粳米全甘而反着其苦，山楂甘酸而或未之载，牵牛嚼之辛辣泄气，而止言其苦寒，粉霜再经火锻而谓之无毒。凡属方书之药，动称延年轻身，其间岂可尽信乎？又在乎博物者自考耳。"

方氏在药物学上的贡献，在于能够博采群书，收录不同古籍所记载的药物名称及其疗效，以解用家之惑，如他在有关于"雀芋"一条中征引了这种玉药的不同名称："按雀芋之类，正与鬼臼、独莲、西番莲相似，叶更大矣。鬼臼亦有毒，山谷所云唐婆镜，宋祁所云羞天花，东坡所云玛天草，渔仲所云八角盘也。隔河仙、可变金即观音莲，一名海芋、羞天草，《本草纲目》未敢决耳。海芋、雀芋、鬼芋、鬼臼、蚤休，盖一类也。"他能够罗列这种药物在各种典籍的不同名称，足见他博古通今的治学态度。此外，他在《汤液》中强调医生临症变通的道理："汤者荡也，荡涤病之说锐锋，急则治其标也，极欲取效则用汤液。大抵散利之剂宜生，补养之剂宜熟。学者临症变通可耳。"

医生要做到临症变通，便必须要通晓各种各样药方的变化，故他便在《古方解》中详列四十八条汤方，医生可充分利用这些汤方加以应用，并从中变化，以切合不同疾病的需要。总括而言，方以智年青时代研究医学可能是一种纯科学知识的探求，未曾想到自己在明亡之后能利用自己的医学知识谋生，这与同属明遗民的傅山又有共通之处。

结语——他山之石与化归为真

随着医学技术不断提高及各医家对医德的提倡下，医学明显得到士人的认同及肯定。一些士人更以身作则积极参与医疗事业的发展及改革中。我们可以归纳出这些士人参与了以下几方面的医疗事业：①习医及诵读医书；②卖药；③以行医维生，有时甚至替病人义诊；④筹办药局，在疫病肆虐的疫区中替病人治病，俨如现代的卫生福利局的工作；⑤著作医书，将自己所研究到的医学心得流传后世。另一方面，总结他们习医的原因亦可有下列各点：①政府缺乏福利事业的推动；②士人的思想观念的改变；③"孝"道的推动；④受同僚的感染；⑤受佛道思想的影响；⑥济世为怀的理想；⑦儒家"通才"的思想所影响；⑧本身及亲友患病的体会；⑨逃避出仕清廷；⑩家学渊源；⑪受西方传教士的影响。

从上述各项原因来看，其实亦可分为"内在"及"外在"两方面因素，如①政府福利事业的缺乏；④受同僚的感染；⑤受佛道思想的影响；⑦儒家"通才"的思想所影响；⑨逃避出仕清廷；⑩家学渊源；⑪受西方传教士的影响等各原因属于"外在"的因素，因这是由外在环境而影响士人习医的决定的；而②士人的思想观念的改变；③"孝"道的推动；⑥济世为怀的理想；⑧本身及亲友患病的体会则是属于"内在"的因素，因这是由士人本身内在情况影响下而有习医的决定。在"外在"及"内在"因素的相互影响下，士人遂委身于医疗事业之中，而在习医之余，他们亦有本身一套医学价值观，而这套价值观却又不尽与人相同，如傅山对待医学的态度以"博学融会"及"济世为怀"为主；而方以智除了具备傅氏的博学外，亦具备"中西汇通""不断变通"及"不求名利"三种对医学的态度，这是傅山所缺乏的。可以说，这些士人在习医之余虽有一定的共通之处，但由于本身内在的主观因素及外在的客观环境的交替影响下，再加上他们从事于不同的医疗事业，并非皆以行医谋生，如傅山、祁彪佳及方以智便分别从事了行医、筹办医药局及著作医书三种与医疗有关的事业，这促使他们在医学研究上形成了各自鲜明的个性。当然，他们三人均有在闲暇时研读医书及与朋友共同讨论医理。不过，我们不能抹杀的是，经过前人长期的努力下，再加上明末清初之际本身的特殊环境，促使了越来越多士人投入医疗事业之中，形成了一股独特的医史文化源流。

（王进　南京中医药大学）

古今中外刺血疗法

⊛ 王耀帅

刺血疗法，又称刺络疗法、放血疗法，是以三棱针等针具刺破人体某些腧穴、病灶处的浅表静脉，放出适量血液，达到治疗效果的一种特殊的外治方法。刺血疗法在中国具有悠久的历史，且理论与方法不断完善，日趋成熟，现已成为中国针灸学科重要的治疗方法之一。其实，刺血疗法不仅仅属于针灸学科，不是中国所独有，在古今中外的医学史上，刺血法运用非常广泛，如你走进去，了解它，你会发现，这是一个看上去有点血腥，但却又十分精彩的世界。

西方刺血的盛衰与终结

◉ 发展与兴盛

追溯现代西方医学的科学传统，希波克拉底（Hippocrates，约公元前

460- 前 360 年）无疑是最响亮的名字，这位西方"医学之父"也是放血疗法的鼻祖。他指出根据"液体病理学说"，人体内含有多种不同的"体液"，某种体液过多或不足都会引起疾病。放血可以排除"过剩"的体液，治疗相应的疾病。 这种理论和做法，在公元前 4 世纪就开始了，古老而独特。

放血疗法在西方的流行还与另一位伟大的医学家盖伦有关，他在解剖学、生理学、治疗学上的成就，在 16 世纪以前无人能比，被视为中世纪的"医学教皇"。盖伦对放血疗法的推崇在《治愈的方法》等著作里阐明了这样的观点：放血疗法几乎可以适用于任何一种疾病，更是预防疾病的主要手段。盖伦非常热衷放血，在特定情况下，他推荐每天要放 2 次血。妇女在健康方面的优势，在盖伦看来是她们通过月经把多余的血排了出去，这是"上帝"对妇女的眷顾。

希波克拉底和盖伦是刺络疗法的倡导者和推广者。这种疗法涵盖了希腊 – 罗马时代医学理论的核心。正如 19 世纪法国最优秀的解剖学家、外科医生兼著名医史学家 Malgaigne 曾说过：纵观全局，放血疗法史几乎构成了整个医学理念的历史。

1163 年罗马教皇亚历山大三世，让放血疗法走入了民间。放血术原来由医生亲自施行，后来改由理发匠承担。于是，理发店成了放血疗法的主要场所。西方外科学的发展是从理发店走出来的，其中标志性的人物就是 16 世纪的法国理发师 Ambroise Paré（1510–1590 年），他后来被誉为"外科医生之父"。理发师们发展了一整套的放血操作规程和工具，放血疗法的双刃刀具叫"柳叶刀"（Lancet）。

西方放血的部位有 2 种学说，一种主张在病变部位的同侧放血，另一种则主张在对侧放血。到 17 世纪，这种争论达白热化。放血时间，要根据占星术来选择。如，认为巨蟹星座是控制人体胸部的，所以，只有在这一星座位于天顶之时才能在胸部放血。对月亮的位置、季节、日期、时辰等因素都要做周密的考虑；不同"气质"的人，放血时间也要有相应的改变。上述学问，对不识字的理发匠很难理解、掌握，为了通俗普及，特意绘制了供"放血匠"参照使用的"星盘"，画有各种不同的星象以及与此对应的 30 多处的放血部位。

17 至 18 世纪，上到法国皇帝路易十四及梅茵蒂农夫人（2 周放血 1 次）、路易十五，下到平民百姓，几乎把放血疗法看成了医学和保健的标志。许多健康人每年也定期放几次血，作为"保健措施"，每逢春、秋二季，很多有钱人都要定期接受放血，以"增强体质"，适应即将来临的气候变化。老百姓家中放血的器物可以作为传家宝传给后人，商人饲养的水蛭可以带来财富。

印度古代医学经典《妙闻集》指出"可按照恶血的深度，用各种管、角、葫芦、水蛭等除去之。要除去浓厚状态、郁积深部的恶血，以水蛭为适当。恶血弥漫于周身时，以管；又恶血存于皮肤时，以角与葫芦为适当"。

◉ 终结与消亡

1799 年 12 月 12 日，68 岁的美国第一任总统乔治·华盛顿骑马巡视种植园回来，感到喉咙疼痛，第 3 天病情加重，呼吸困难。华盛顿深信放血，他的私人医生也深信放血的作用，于是，连续数次的放血，总量达到 2500 毫升的鲜血从华盛顿的血管里流了出来，最后，华盛顿抬手给自己把了把脉，停止了呼吸。

给华盛顿放血的医生是美国"医学之父"本杰明（Benjamin Rush）的学生，其实在美国已有对本杰明 1794 年和 1797 年费城流行的黄热病，大量放血"血流成河"的质疑。在英国也有反对的声音，在对 366 名患病的士兵的观察中，发现接受放血的死亡病例增多。 而 19 世纪初，法国医生发表声明，放血疗法对治疗肺炎和发热性疾病完全无效。不仅没有效，一个叫皮埃尔·路易（Pierre Louis）发表了他用 7 年时间对近 2000 名病人的临床观察，发现放血疗法明显增加了病人的死亡率。这对放血疗法是致命的打击。

对放血疗法的研究证实了它可以起到一定程度的消除器官炎症，降低体温，减轻心脏负担，激发免疫力等作用。但是曾经兴盛的放血疗法已经淡出主流医学，只作为补充医学手段，用于治疗特定的疾病，如血色病和真性红细胞增多症。

中医传统刺血疗法

◉ 古代刺血简史

（1）历代演变

我国的中医刺血疗法可追溯至远古的石器时代，那时候，人们在劳动实践中发现用锐利的石块——砭石，刺入病人局部的皮下放血，可以治疗某些疾病。砭刺的工具随着科学的发展，后来产生了金属针。以后又根据医疗实践的需要，出现了专门用作放血治疗的"锋针"。

关于刺血疗法的最早的文字记载可见于《黄帝内经》中，书中162篇有46篇论及刺络放血法，论述了刺络放血的作用、部位、工具、操作、放血量、注意事项。如：

《素问·刺腰痛论》："刺之血射以黑，见赤而已。"

《素问·血气形志篇》："凡治病必先去其血。"

《灵枢·九针十二原》："凡用针者，虚则实之，满则泄之，宛陈则除之，邪胜则虚之。"

《灵枢·九针十二原》："四曰锋针，长一寸六分。锋针者，刃三隅以发痼疾。"

《灵枢·九针论》："四者，时也。时者，四时八风之客于经络之中，为瘤病者也。故为之治针，必筩其身而锋其末，令可以泻热出血，而瘤病竭。"

唐宋时期，刺血疗法已成为中医大法之一。《旧唐书》记载了秦鸣鹤针刺百会、脑户出血治愈唐高宗李治的风眩、目不能视症的故事。

唐高宗苦风头眩目不能视，召侍医秦鸣鹤诊之。

秦曰："风毒上攻，若刺头出少血愈矣。"

天后自帘中怒曰："可斩也！天子头上岂是出血处耶？"

鸣鹤叩头请命。

上曰："医人议病，理不加罪。且我头重闷，殆不能忍，出血未必不佳。朕意决矣。"命刺之。

于是，鸣鹤刺"百会"及"脑户"出血。

上曰："我眼明矣。"言未毕，后自帘中顶礼以谢之，曰："此天赐我师也！"躬负缯宝以遗之。

唐代孙思邈著《备千金要方》中有用刺血方法治喉痹、疔疮等；王焘著《外台秘要》记刺络拔罐方法以治虫伤。宋代的《铜人腧穴针灸图经》《针灸资生经》等著作对刺血疗法均有介绍，并将该法编入针灸歌诀"玉龙赋"中。

金元四大家在刺血理论上有很大的突破，刘完素善治火热病证，提出一整套清热泻火的方法，如"大烦热，昼夜不息，刺十指间出血，谓之八关大刺（刺八邪穴出血）。"张从正倡导汗、吐、下三法，将刺血法看作扶正祛邪的重要手段，曰："刺络放血之法，不学可乎？"形成了独特的"三多"风格——运用铍针多、放血部位多、出血量多。张氏放血部位多者达百针以上，如治背疽，"以铍针烧疽晕，刺数百针"。治湿癣，于湿癣处各刺百余针。张氏的特点是放血量多，以升斗、杯盏计量，如"出血二杯""出血约一盏"等。李杲对前人认为刺血疗法仅能用于实热之证的观点有所突破，将刺血法应用于某些虚证的治疗。对于实证，要首辨标本缓急，如"泻其经络之壅者，为血凝而不流，故先去之，而治他病"。朱震亨倡"阳不足阴有余"论，善用滋阴降火法，在针灸治疗方面重视泻法。其所著《丹溪心法·拾遗杂论》中提出"针法浑是泻而无补"，临症中对热证、急症多取三棱针刺络放血，疏通经络，以泻其实。

放血疗法到了明清时代已甚为流行，针具发展也很快，三棱针已分为粗、细两种，更适合临床应用。杨继洲《针灸大成》较详细地记载了针刺放血的病案；叶天士用刺血疗法治愈喉科疾病；赵学敏和吴尚先收集了许多放血疗法编入《串雅外编》《理瀹骈文》中。近代民间刺血疗法一直被民间使用，但并非属于主流。

⊙ 针具与治法

综观中医刺血疗法，古代所用针具有多种，且不断在演变。远古用砭石、石针、骨针、竹针放血。冶金术发明后，出现了金属九针其中的锋针，专用于放血。张子和喜用"铍针"，这是一种比三棱针尖更宽的针具，出血更畅。小眉刀是九针中的铍针的发展，古代用于切割排脓，现代用于切割耳后络脉。明代薛立斋用细瓷片。

刺络放血法的适应证也十分广泛，涉及经络病、脏腑病、急性病、慢性病等。如《黄帝内经》中最多用于治疗癫狂、疟疾、腰痛等病，其次还有热病、水肿、胃病、喑哑、嗌肿、癃闭、痈肿、损伤。张子和的《儒门事亲》中有30多个刺络放血的医案，主要涉及五官科、外科、急症病症。李东垣主要用于胃火证、湿热证、上热下寒证、气滞血瘀证。可见，刺血是古代主要的治疗方法手段之一。

古代中医对刺血疗法研究很深，不仅针具不断改良，临床适应证逐渐扩大，还十分重视安全与疗效的问题，特别表现在对于出血量的要求十分严格。《素问·刺禁论》指出出血量过大会损伤正气，云："刺舌下，中脉太过，血出不止为喑。刺郄中大脉，令人仆脱色。"《素问·刺禁论》指出出血不畅，则会造成血肿，曰："刺足下布络，中脉，血不出为肿。刺气街，中脉，血不出为肿鼠仆（腹股沟瘀血）。"

中医刺血还强调出血量的多少应考虑到患者的病情、体质以及所刺部位，出血多少要看具体情况。如主张少量出血者，《素问·缪刺》刺井穴大敦穴"见血立已"，刺荣穴然谷"出血立已"。主张出血多者，如《素问·刺腰痛论》治疗解脉腰痛，"刺解脉，在郄中结络如粟米，刺之血射以黑，见赤血而已"，要以血色由黑变红作为控制出血量多少的标准，值得临床借鉴。古人既有主张出血如豆，也有主张出血盈升、盈斗的。如宋朝娄全善治疗喉痹刺太溪出黑血半盏。张从正《儒门事亲》出血多用升、斗、杯、盏计量。徐大椿在《医学源流论》中说："古人刺法取血甚多，如头痛、腰痛，大泻其血，今人偶尔出血，惶恐失据，病何由除？"指出出血量影响到疗效。

总之，从中医运用刺血疗法的历史来看，刺络放血法应用广泛、安全有效。古人十分重视血、脉、络之间的联系，如《素问·调经论》指出："病在脉，调之血；病在血，调之络。"对于血与人体的健康关系，应该有辩证的看法，正如唐代《司牧安骥集》中说的好："无病惜血如金，有疾弃血如泥。"

◉ 刺血疗法现状

当代刺血疗法专家王秀珍在其著作《刺血疗法》中的病案涉及 60 多种病症，包括某些疑难病，如慢性支气管炎、慢性肾炎、肝硬化、钩端螺旋体病、慢性骨膜炎、甲状腺瘤、食道癌、血栓闭塞性脉管炎等。王秀珍传人李进英用放血法治疗许多疑难病与急性病，如肝豆状核变性、前列腺肥大导致的尿潴留。

近年来刺络放血所治疗范围达到 100 多种病症，遍及各科，是除针灸以外，运用比较广的方法。临床实践表明，刺络放血法既有与针灸同样的适应证，同样的疗效，也有针灸不能替代的适应证、不能替代的效果、不能替代的优点，两种方法各具特色。

（1）针具

现代多用三棱针，苏州医疗用品厂生产的华佗牌三棱针，长约6cm，尖端三面刃，分大、中、小号三种。一般常用中号、小号。还有梅花针、粗毫针、注射针头、采血针等。采血针多用于刺络拔罐法，轻症轻刺3下，出血0.5～1ml，若重刺3下可出血1～2ml，重症刺5下可出血2～4ml，深刺5下可出血5～7ml。

工欲善其事，必先利其器。新针具使用前应用细刀石磨锐，叫开口。针口很容易变钝，需要经常磨锐，以减轻病人的痛苦。王秀珍及其传人就十分重视磨针这一环节。

（2）操作方法

操作要领："刺络"和"放血"。

持针法：用右手拇、食二指捏住针柄，以掌握针刺方向。用中指指端抵住针身下端，以控制针刺深度。取适当体位（感觉舒适、刺血后保持体位）。选择体位的原则：第一，患者感觉舒适；第二，出血畅通；第三，清除出血方便。刺血过程中要防止病人移动体位，以免血管闭阻，出血不畅而肿胀。

选择进针点（观察异常血络、手指触摸、经验积累）。刺络出血法要做到一针见血，并非一日之功。显而易见的静脉，不一定能刺出血和达到治疗的效果。刺深部血络主要靠经验掌握其深浅和走向。静脉的分布有较大个体特异性。进针点与腧穴定位既有联系，又有区别，有时区别很明显。进针时左手应握住刺血肢体，固定血络的部位，对于刺准血络十分重要。

消毒：先在将要刺的部位用碘酒消毒，然后用酒精脱碘。也有在选择进针点时由于静脉不清楚，用酒精先擦拭，可以使静脉显露。静脉由小至大逐级汇合，管径渐增粗，管壁也渐增厚。中静脉及大静脉常与相应的动脉伴行。血络即络脉、浅表血管，包括毛细血管、微静脉、小静脉。微静脉：管径 50 ~ 200μm；小静脉：管径达 200μm 以上；中静脉：凡有解剖学名称的静脉都属中静脉，管径 2 ~ 9mm；大静脉：大静脉管径在 10mm 以上。

（3）常用穴位与主治

太阳——头痛、精神分裂症、癫痫、神经官能症、脑炎后遗症、高血压、脑中风后遗症、内耳眩晕、五官科病。

尺泽——咳嗽、哮喘、胸闷、外感热病等。

曲泽——精神分裂症、癫痫、心脏病、脑炎后遗症、脑中风后遗症、急性乳腺炎、中暑、胃肠病等。

委中——癫痫、精神分裂症、腰腿痛、头痛、眼病、外感热病等。

刺络法的实质是刺静脉，所以古代所总结的经验大多讲刺某部位或某脉，应该说，刺络法重络而不重穴，加之人体浅静脉的循行分布个体差异很大，固定于某个点上刺络放血是达不到治疗作用的。

（4）刺血流程

左手按捺将刺的部位，不使血管移动，右手持针进针，平刺或斜刺进针，快速而平稳刺入静脉，深 1~2cm，甚至更深，准确、熟练，血随针出。刺血后可以通过拔火罐来调节出血量。刺血后的拔罐有益气行血祛瘀之效，因此假若病人因为正气不足，或近期工作过于劳累，体力疲惫，刺血后的拔罐，能提高刺血效果。在消毒，取下火罐后，选用酒精擦净血迹，在针眼处用碘酒再次消毒。随后让患者休息片刻离开。

（5）出血量的掌握

目前对出血量尚无规范标准，仍然凭经验掌握。掌握每次出血量的原则主要依据以下几点：

1）**根据病情轻重**：病程短、病情轻、病位浅者放血少；病程长、病情重、病位深者出血多。《内经》："治肺热。出血如豆"，治疗"久痹不去，尽出其血"。

2）**根据针刺部位**：一般静脉出血较多，多达 15 ml 以上；细小络脉及

肢端出血较少，达数滴到数十滴（微量、少量）

3）根据体质强弱：体质强者出血量可多，体质虚弱者出血量宜少。《素问·刺疟》说："适肥瘦，出其血也。"

（6）与出血量有关的因素

1）出血量的多少与患者自身调整能力有关

病人因为病理变化的寒热虚实，导致了出血量、流速以及出血颜色的异常，经过刺血治疗，随着病情的好转，出血量、流速、出血颜色也会趋向正常。即出血量的多少有赖于病人自身调节，与病人的自我调整功能有关。

2）出血量的多少与医生的主动性、调节性刺络的操作手法有关

操作者对出血量多少的控制，主要通过刺络部位的多少、深浅及拔罐方法来实现的。

（7）如何控制出血量

若病人的出血因为瘀血阻滞严重，或因为机体气虚严重，不能达到正常的流速、流量的话，可以通过以下方法调节：

1）增加刺血部位。从总体上达到增加出血量的目的，如气虚病人，通过刺手尺泽、足三里等穴，增加出血量。

2）增加刺血部位，或刺深部的络脉可达到增加出血量的目的。

3）拔罐促进出血法。在火罐拔上后，用手略为移动罐子，可使负压增加，针孔会立即喷射出细小血柱，出血的速度加快，流量明显增加，根据患者的病情和体质来决定拔罐数量。

（8）禁忌证

1）根据体质与病情：正气极度羸弱者，禁用刺络放血法。若年老体弱、病程很久如消耗性疾病的临终期病人不宜采用刺络放血法，对于某些可以采用刺络放血法、但眼前由于临时的特殊情况而不能刺络放血的病人，如失血、失水过多者，大出血、出大汗、大泻后，不可用刺络放血法。

2）根据具体的病种：某些血液系统疾病，如有出血倾向的血友病、血小板在 5 万 /L 以下不可刺血；白血病不可用刺血法；患糖尿病 5 年以上者不能用刺血，因为刺血后无法加强营养；严重下肢静脉曲张者；严重心、肝、肾、功能损害者；脑溢血病情未稳定者禁用刺血方法。孕妇产前产后忌用刺络放血。

3）特殊部位

不刺动脉和大静脉。临床上，颞浅动脉、颈总动脉、股动脉、桡动脉、足背动脉容易被伤及，故应特别注意。皮肤有外伤、溃疡处忌用梅花针叩刺或三棱针散刺，如冻疮、烫伤、感染部位不宜直接用刺络方法治疗。关节部位忌用割治法。

（9）晕针预防及处理

刺络导致晕针可占总治疗人数的 5%~10%。当发现病人哈欠连连，或面色改变、肢体发软、情绪烦躁时就应及时采取措施，将病人就近平卧于长椅、治疗台或病床上，让其静卧片刻，给予温开水或糖水。若呼吸细微、脉搏微弱、晕厥不醒者，可视情况人工呼吸、嗅氨水，或配合西药抢救。

结语：与针灸相比，刺络放血有很多优势，如适应证更广等。此外，疗效明显而迅速，对于同一种适应证，刺血比针灸的疗效更加明显而且迅速。例如急性面瘫，刺血通过 2 次治疗，可达到明显见效或者痊愈，针灸一般需要两个星期约 10 次治疗才能达到。观察到用刺络放血治疗的带状疱疹病人，很快止痛、结痂。若用针灸，一般疗程延长一倍时间。通常对于痛风、肩椎病、肩周炎、风湿性关节炎等，刺络放血都比针灸起效迅速。

然而，刺血疗法毕竟存在着许多风险，首先要给患者做好解释工作，患者本人要自愿接受这种治疗方法，消除不必要的顾虑；放血针具必须严格消毒，防止感染；操作必须熟练，进针不宜过深，创口不宜过大，以免损伤其他组织；要严格控制出血量和疗程，如出血不易停止，要采取压迫止血或紧急急救；本疗法仅为对症急救应用，待病情缓解后，要全面检查，再进行治疗，切不可滥用放血疗法。此外，刺血疗法必须在"行医许可"的范围内进行。

（王耀帅　南京中医药大学）

古往今来话阿胶

⊛ 施铮　陈仁寿

"我家里还有一些阿胶，能不能吃了补补？"

"我除了服汤药，能不能再补一些阿胶呢？"

"我体质很差，要不要吃点阿胶？"

现在临床上几乎每一个中医师都会遇到有病人询问以上诸类问题。

随着社会经济的飞速发展、大众保健意识的提高，阿胶在大家心目中的地位越来越高，进补阿胶已经成为一种时尚，似乎可以说代表着健康的生活方式。在此过程中，商家也不遗余力地炒作，各种阿胶的广告词已经耳熟能详。而与此同时，作为阿胶原料的驴皮却严重地供不应求，国内驴存栏量无法满足市场需求。综合各方面因素的影响，阿胶的价格自然水涨船高。据公开数据，2001—2016 年，某品牌阿胶零售价从每千克 130 元涨到 5400 元，涨幅超过 40 倍，笔者观察 2018 年的南京市场，阿胶的零售价格更是达到了每千克 6800 元。曾经疗效确切、价格低廉的阿胶一跃成为高档消费品，让普通患者开始敬而远之。

2018 年 2 月 18 日，国家卫生和计划生育委员会的"全国卫生 12320"

官方微博发表了"过节不值得买之阿胶"一文，文中指出"阿胶只是水煮驴皮，主要成分是胶原蛋白"，从化学成分的角度对阿胶的功效加以否定。引起媒体对此事件大幅报道，并在社会上产生广泛争论，虽然此后"全国卫生12320"官方微博删除原文，并发布"致歉声明"，表明这些观点属于内部员工的个人行为，但多多少少在一定程度上反映了政府主管部门的一些领导对阿胶的看法与态度。

面对阿胶的市场现状及对它的不同认识，我们不禁要反问并思考，阿胶真的有那么大的医疗价值吗？抑或它其实就仅仅是"胶原蛋白"？再说，现在阿胶那么贵，有没有其他胶类可以替代？为此，本文从古代本草入手，探究阿胶品种与药用的历史沿革，以及古今药用机理认识，还阿胶以本来面目，或许这会对现今全面认识阿胶的药用及消除争议有一些启发。

阿胶来源的历史演变

◎ 唐以前阿胶原料其实是牛皮

阿胶的应用历史久远，在约成书于东汉初年的我国第一部综合性本草《神农本草经》里面即有收录。书中阿胶位列365

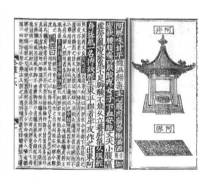

图48：宋代唐慎微《经史证类备急本草》中的阿胶记载

177

味药物的上品。书中这样记载："阿胶，味甘，平，无毒。治心腹内崩，劳极洒洒如疟状，腰腹痛，四肢酸疼，女子下血，安胎。久服轻身益气。一名傅致胶。"寥寥数语中记载了当时医家对阿胶的认识，包括性味、功效主治、别名等。其中所谓的"心腹内崩"应与《内经》中的"心下崩"病候相类，指的是"心包内崩而下血也"。"劳极洒洒如疟状"指的是虚劳重症中人体恶寒战栗之状。排除个别如"轻身"等道家色彩浓郁的功效之外，《神农本草经》中的阿胶具有补血、止血功效，主治虚劳证、出血证，与现今对阿胶的临床功效认识是一致的，可见阿胶的功效从汉代至今均被历代医家所认可，为临床长期使用的一味中药。

《神农本草经》中只有阿胶的功效主治记载，却没有提及阿胶的产地与来源。因此不禁让人产生质疑，汉代的阿胶与现今的阿胶是同一种来源的药物吗？

约成书于南北朝时期的《名医别录》中开始有了对阿胶产地与来源的最早描述，曰："生东平郡，煮牛皮作之。出东阿。"南北朝时期东平郡在今山东东平县西北与东阿县相邻。可见早在南北朝时期，阿胶的产地即与现今一致。但原料选择是牛皮，与今日的驴皮不同。同时期的《本草经集注》记载："今东都下亦能作之，用皮亦有老少，胶则有清浊。凡三种：清薄者画用；厚而清者名为盆覆胶，作药用之皆火炙，丸散须极燥，入汤微炙尔；浊黑者可胶物尔，不入药用，用一片鹿角即成胶，不尔不成也。"可见在当时受原料与生产工艺的影响，胶的品质有很大差别，厚而清者才可以入药。

⊙ 唐宋时期驴皮开始出现，与牛皮并用

成书于唐代开元后期的《本草拾遗》记载："阿胶，阿井水煎成胶，人间者多非真也。凡胶俱能疗风，止泄，补虚。驴皮胶主风为最。"同时期的《广济方》记载："治诸风手脚不遂，腰脚无力。驴皮胶微炙热，先煮香

豉二合，顿服之。"由此可见，驴皮胶在唐代因为自身显著的治风功效而开始受到世人的青睐。而当时决定阿胶真伪的关键在于是否由阿井水熬胶。正是由于阿井水的资源稀缺，造成当时"人间用者多非真也"这样的情况。排除原料的影响，可以推测阿井水应该较其他地区的水更有助于成胶。

宋代苏颂《本草图经》记载："阿胶，出东平郡。煮牛皮作之。出东阿，故名阿胶，以阿县城北井水作煮为真。"表明宋代牛皮仍是阿胶的重要原料。接下来的文字记载："造之，用阿井水煎乌驴皮，如常煎胶法。其井官禁，真胶极难得，都下货者甚多，恐非真。寻方书所说：所以胜诸胶者，大抵以驴皮得阿井水乃佳耳。"说明此时阿井水煎驴皮已经慢慢成为鉴别真阿胶的标准，用阿井水制成的驴皮胶质量胜过其他诸胶。接下来苏颂继续补充："又今时方家用黄明胶，多是牛皮。《本经》阿胶亦用牛皮，是二皮亦通用。然今牛皮胶制作不甚精，但以胶物者，不堪药用之。"可见，由于牛皮胶具有炮制困难、成胶过于厚浊的缺点，逐渐开始在临床被弃用。《本草图经》是宋代动用国家力量进行全国药物普查的基础上编撰而成的一部本草著作，集中反映了当时临床上实际用药的情况，从其中关于阿胶的描述可见北宋时期阿胶的原料是牛皮和驴皮并用，但驴皮与阿井水正逐渐成为鉴别真阿胶的关键要素。同时期寇宗奭的《本草衍义》中有曰："驴皮煎胶，取其发散皮肤之外也。用乌者，取乌色属水，以制热则生风之义，如乌蛇、乌鸦、乌鸡之类皆然。"驴皮胶由于"治风"的功效为世人选用，后来功效才进一步扩大，又同时具有较牛皮胶易于成胶，原料易于获得等优势渐渐为世人喜用。再由于牛皮在古代是重要的战略物资，牛皮可以制作盔甲，耕牛是农业社会重要的生产资料，故牛皮在古代重要性高于驴皮，用途也多于牛皮，这恐怕也是牛皮逐渐弃用，而驴皮得到广泛使用的原因之一。

◉ 明清时期制作阿胶以驴皮为主

明代《本草蒙筌》记载："阿胶……汲东阿井水（东阿县属山东兖州府，井在城北），用纯黑驴皮（诸胶多系牛皮熬成，惟此用驴皮耳）……设官监禁，最难得真"在开头便确立了驴皮与阿井水作为正品阿胶的来源，在其后的按语中作者陈嘉谟曰："煎胶用皮，取其发散皮肤外也。匪特此胶为然，诸胶牛皮熬煮，亦皆能之，仍择乌色。"这里提到了当时除去驴皮胶外，牛皮也是存在的。明代李时珍《本草纲目》曰："凡造诸胶，自十月至二三月间，用牛、水牛、驴皮者为上，猪、马、骡、蛇者次之，其旧皮鞋履等物者为下……大抵古方所用多是牛皮，后世乃贵驴皮……当以黄透如琥珀色或光黑如瑿漆者为真，真者不作皮臭，夏日亦不湿软。""阿井在今山东兖州府阳谷县东北六十里，即古之东阿县，有官舍禁之。"李时珍阐明了古代阿胶原料由牛皮变为驴皮的转变，其中的"黄透如琥珀色"即是牛皮胶（黄明胶），"光黑如瑿漆者"即是驴皮胶。李时珍曰："黄明胶即今水胶，乃牛皮所作，其色黄明，……但非阿井水所作耳。""但其功用亦与阿胶仿佛，苟阿胶难得，则真牛皮胶亦可权用。"此时牛皮胶已经成为阿胶资源匮乏时的代用品。

到了清代，陈修园在《神农本草经读》曰："阿胶，以阿井之水，入黑驴皮煎炼成胶也。"汪昂在《本草备要》中记载："阿胶……用黑驴皮、阿井水煎成。"曹炳章在《增订伪药条辨》中按："阿胶出山东东阿县，以纯黑驴皮、阿井水煎之，故名曰阿胶。考阿井在东阿县城西。"可见到了清代中后期，驴皮已经完全取代牛皮，成为真品阿胶的原料。

◉ 现代真假阿胶与阿井水

沿袭清代观点，现代基本公认阿胶的来源就是驴皮，并认为用阿井水制作而成为佳品，并以是否阿井水和驴皮为鉴别真阿胶的关键要素。

清代赵学敏《本草纲目拾遗》中记载："近日浙人所造黑驴皮胶，其法如造阿胶式，用临平宝庄水煎熬而成，亦黑色带绿顶，有猪鬃纹，与东阿所造无二，入药亦颇有效。盖阿胶真者难得，有浙胶则胜于州杂胶也。"说明阿井水是可以代替的，有些地方的水质如浙江临平宝庄的水，同样可以煎出高品质的阿胶。

那么阿井水的奥秘是什么？《水经注》记载："东阿有井大如轮，深六七丈，岁常煮胶以贡天府。"《本草纲目》记载："其井乃济水所注，取井水煮胶，用搅浊水则清。故人服之，下膈疏痰止吐，盖济水清而重，其性趋下，故治瘀浊及逆上之痰也。"古人已经发现阿井水较深且水的质量较重，但无法透过现象看本质。

研究发现，阿井水神奇的本质在于水中的钾、钙、钠、镁等矿物质高于一般水，这些矿物质有利于蛋白质分子胶凝的形成。现今这些富含矿物质的水完全可以通过人工配置，因此阿井水已经不成为必不可少的条件，也不可能成为主要水源，毕竟阿井水的资源有限。

驴皮是目前作为国家药典规定阿胶的正品原材料，阿胶的产能受限于毛驴的存栏量。截止 2017 年底，全国毛驴的存栏量大约有 456 万头，而据报道某著名阿胶集

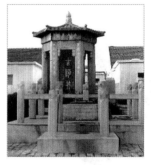

图 49：山东省阳谷县阿城镇古阿井

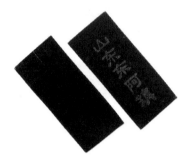

图 50：阿胶正品

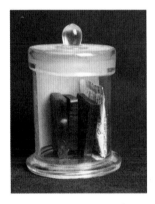

图 51：阿胶伪品

团，一年驴皮的需求量就达到 300 多万张。原料供不应求导致了价格的上涨。但尽管如此，有人怀疑目前市场上的阿胶并非全是驴皮制作而成，肯定有用其他动物之皮制作的现象存在，实情到底如何不得而知。

据本草文献记载，从汉代开始对于牛皮胶的功效就有肯定的记载，那么能否用牛皮替代驴皮制作阿胶呢？牛皮在现代社会已经不是重要的战略物资，相反在制皮工业里有大量的边角料可以再利用，依照阿胶来源的演变情况来看，牛皮是可以替代驴皮的。

"古今药物兴废不同"，在保证疗效的前提下，药物的基原完全可以根据资源的情况做出调整。目前，如果阿井水与驴皮这两大关键的阿胶原料都有来源丰富的替代品，则可以解决阿胶资源不足的现状，从而也抑制阿胶价格的上涨，当然这仅仅是一种遐想而已。

阿胶的传统药性与效用

现今阿胶的使用量逐年增加，最多的用处是在膏方中，当然主要是因为阿胶具有滋补作用，非常适合于"冬令进补"，使得阿胶成为膏方的必用之品。还有一个原因是阿胶属于胶质类，使用后容易成膏，恐怕一部分医师仅仅将之作为成膏辅料作用的。然而并不是每个使用膏方的人适用使用阿胶，有的属于误用，不仅提高了药价，而且没有疗效，这方面常常为人们所忽略。

其实，阿胶的药用范围很广，很多疾病适合使用阿胶，如果能将阿胶适用于疗病，那么它的价值才真正发挥出来了。阿胶入药首见于《神农本草经》，曰："味甘，平。主心腹内崩，劳极洒洒如疟状，腰腹痛，四肢酸疼，女子下血。安胎。久服轻身益气。"《名医别录》谓其"微温，无毒。（主）夫小腹痛，虚劳羸瘦，阴气不足，脚酸不能久立，养肝气。"《药性论》曰："主坚筋骨，益气止痢。"《食疗本草》云："治一切风毒骨节痛，呻吟不止者，消和酒服。"《本草纲目》曰："疗吐血，衄血，血淋，尿血，肠风，下痢。女人血痛，血枯，经水不调，无子，崩中，带下，胎前产后诸疾。男子一切风病，骨节疼痛，水气浮肿，虚劳咳嗽喘急，肺痿唾脓血及痈疽肿毒。和血滋阴，除风润燥，化痰清肺，利小便，调大肠。"

《中华本草》综合历代有关阿胶的药性与效用论述，总结阿胶的药性、功效与主治为："味甘，性平。归肝、肺、肾经。补血，止血，滋阴，润燥。主治血虚证，虚劳咯血，吐血，尿血，便血，血痢，妊娠下血，崩漏，阴虚心烦失眠，肺虚燥咳，虚风内动之痉厥抽搐。"从《中华本草》记载看，阿胶的功效与主治主要可以归纳为补血、止血、滋阴三个方面。

◎ 补血

用于血虚面色萎黄，爪甲苍白，头昏，心悸。阿胶为血肉有情之品，善治血虚诸疾，单用黄酒炖服即效，或与人参、黄芪、当归、熟地黄等补气养血药同用。亦可用于治妇女血虚所致的月经不调，血枯经闭及胎产诸疾，可于四物汤中加入本品。

⊙ 止血

用于各种出血证。阿胶味甘质黏，既可补虚，又能止血，可用于各种原因所致出血。无论是阴虚有热，还是脾虚失摄、热伤血络均可使用。如：

（1）衄血：阿胶一两（杵碎，炒令黄燥），贝母半两（煨令微黄）。上件药，捣筛为散。每服不计时候，以温水调下一钱。（出自《太平圣惠方》）

（2）大人小儿吐血：阿胶（炒）、蛤粉各一两，辰砂少许。上为末，藕节捣汁，和蜜调下，食后服。（辰砂散，出自《赤水玄珠》）

（3）舌上出血不止：阿胶（炒燥）、蒲黄、黄芪（细锉）各一分。上为细散。每服一钱匕，生地黄汁调下，开二服。（《普济方》）

（4）便血如小豆汁：阿胶（炙令燥）、赤芍药、当归（切，焙）各一两，甘草（炙，锉）半两。上四味，粗捣筛。每服五钱匕，水一盏半，入竹叶二七片，同煎至八分，去滓，食前温服。（阿胶芍药汤，出自《圣济总录》）

（5）妇人有漏下者，有半产后因续下血都不绝者，有妊娠下血者，假令妊娠腹中痛，为胞阻：川芎、阿胶、甘草各二两，艾叶、当归各三两，芍药四两，干地黄六两。上七味，以水五升，清酒三升，合煮取三升，去滓，内胶令消尽，温服一升，日三服，不差更作。（胶艾汤，出自《金匮要略》）

（6）伤寒热病七日以上，发汗不解及吐下后，诸热不除，遂至发斑：阿胶（炒令燥）一两，大青二两，甘草（炙）一两。上三味，粗捣筛。每服五钱匕，水一盏半，豉百粒，煎至一盏，去滓温服。（阿胶汤，出自《圣济总录》）

（7）妊娠尿血：阿胶二两（捣碎，炒令黄燥），熟干地黄二两。上件药，捣细罗为散。不计时候，以葱汤调下二钱。（出自《太平圣惠方》）

（8）产后恶露不绝：阿胶（炙令燥）、牛角䚡（烧灰）、龙骨（煅）各一两。上三味，捣罗为散。每服二钱匕，薄粥饮调服。（阿胶散，出自《圣济总录》）

（9）热痢纯赤：赤芍药四两，阿胶一两（炒），黄连三两，茯苓二两（去皮）。上除阿胶外，三味为末，用醋先熬阿胶化着稀稠，和前药丸如梧桐子大。

每服十五丸，米饮下。（四味阿胶丸，出自《卫生家宝》）

◎ 滋阴

用于热病伤阴之致虚烦失眠、阴虚风动以及肺阴不足之燥咳虚喘。还可用于老年人或妇人产后便秘。

（1）少阴病，得之二三日以上，心中烦，不得卧：黄连四两，黄芩二两，芍药二两，鸡子黄二枚，阿胶三两。上五味，以水五升，先煮三物，取二升，纳胶烊尽，小冷，纳鸡子黄，搅令相得，温服七合，日三服。（黄连阿胶汤，出自《伤寒论》）

（2）瘫缓风及诸风手脚不遂，腰脚无力者：驴皮胶炙令微起，先煮葱豉粥一升别贮；又以水一升，煮香豉二合，去滓，内胶更煮六七沸，胶烊如饧，顿服之；及暖吃煎葱豉粥任意多少。如冷吃，令人呕逆。（出自《广济方》）

（3）产后虚羸，大便秘涩：阿胶（碎，炒）、枳壳（浸，去瓤，麸炒）各二两，滑石（研飞，为衣）半两。上为末，炼蜜丸如梧桐子大。每服二十丸，温水下，半日来未通再服。（阿胶枳壳丸，出自《太平惠民和剂局方》）

（4）老人虚人大便秘涩　阿胶（炒）二钱，连根葱白三片，蜜二匙。新水煎，去葱，入阿胶、蜜溶开，食前温服。（《直指方》胶蜜汤）

（5）肺虚咳嗽：阿胶（粉炒）一钱半，苏叶一钱，乌梅少许。每服四字，水煎服。（小阿胶散，出自《幼科发挥》）

此外，还可治遗尿：阿胶三钱，牡蛎四钱，鹿茸四钱。上锉末。挑三分，水一盏半，煎至一盏，空心服，米饮调亦得。（《普济方》）

以上阿胶的药用古方，大多为现代临床医生所常用，但如读者使用须在医生的指导下进行。

阿胶制作与使用方法

⊙ 阿胶的加工炮制

阿胶必须经过独特的加工炮制方法才能方便使用和达到疗效，每年的10月至翌年5月为阿胶生产季节。先将驴皮放到容器中，用水浸泡软化，除去驴毛，剁成小块，再用水浸泡使之白净，放入沸水中，皮蜷缩时捞出，再放入熬胶锅内进行熬炼。熬好后倾入容器内，待胶凝固后取出，切成小块，晾干，即成阿胶药材。

阿胶最讲究"遵古炮制"，古代本草与方书中所记载有阿胶制作方法是现代炮制工艺技术的理论依据。唐代《食疗本草》曰："切作小片子。"宋代《太平圣惠方》记载用前须"捣碎。"宋代《类证活人书》记载用前须"切碎。"遵照以上记述，现通常将原药材捣成碎块或烘软切成小块，名阿胶丁。

还有一种制法，是炮制成"阿胶珠"后使用，如南北朝刘宋的《雷公炮炙论》曰："凡使，先于猪脂内浸一宿，到明出，于柳木火上炙，待泡了，细碾用。"宋代《圣济总录》曰："蛤粉炒黄，去粉。"宋代《传信适用方》曰："蚌粉炒成珠。"清代《本草备要》曰："蒲黄同炒。"遵行以上古代文献记述，现通过取适量蛤粉或蒲黄置锅内，用文火炒热，放入阿胶丁，拌炒至鼓起面圆形，黄白色，内无溏心时，迅速取出，筛去蛤粉或蒲黄，放凉。

⊙ 阿胶的制剂产品

目前市场上有阿胶丁出售,现代制作工艺:驴皮适量。将驴皮漂泡，去毛，切成小块，再漂泡洗净，分次水煎，滤过，合并滤液，文火浓缩（或加适量黄酒、冰糖、豆油）至稠膏状，冷凝，切丁，阴干。本品为丁状方块，黑褐色，有光泽，质硬而脆，断面光亮，碎片对光照视呈棕色半透明；气微，味微甘。水分不得过15.0%，总灰分不得过1.0%，重金属不得过百万分之三十，砷盐不得过百万分之三。功能补血滋阴，润燥，止血。用于血虚萎黄，眩晕心悸，肌萎无力，心烦不眠，虚风内动，肺燥咳嗽，劳嗽咯血，吐血尿血，便血崩漏，妊娠胎漏。每次3~9g，烊化兑服。

除了阿胶丁外，有很多种阿胶复方制品销售，如：

（1）福字阿胶

驴皮1000g，加陈皮1g，木香1g，白芷1g，砂仁0.5g，肉桂1g，香附4g，甘草10g。以上八味，除驴皮外其余陈皮等七味加水煎煮，滤过，药液备用；驴皮漂泡，去毛，切成小块，再漂泡洗净，分次水煎，滤过，合并滤液，用文火浓缩，加入以上药液及冰糖、黄酒、豆油继续浓缩至稠膏状，冷凝，切块，阴干。本品为长方形块，黑褐色，有光泽，质硬而脆，断面光亮，碎片对光照视呈棕色半透明；气微，味微甘。水分不得过15.0%；总灰分不得过1%；重金属不得过百万分之三十；砷盐不得过百万分之三。功能养阴，止血，补虚，润燥。用于虚劳咳嗽，咯血，吐血，衄血，妇女崩漏，胎动不安。每次3~9g，每日1~2次。用黄酒或白开水炖化服。

（2）喜字阿胶

驴皮1000g，加当归4g，川芎2g，陈皮2g，白芍3g，红花1g，香附1g，肉桂1g，白芷1g，地黄6g。以上十味，除驴皮外其余九味，提取挥发油至尽，药渣滤过，滤液备用；驴皮熬至胶液，加入上述滤液及冰糖、豆油、黄酒继续浓缩至稠膏状，加入挥发油，冷凝，切块，阴干。本品为长方形块，黑褐色，有光泽，质硬而脆，断面光亮；气微，味微甘。水分不得过15.0%；总灰分不得过1.2%；重金属不得过百万分之三十；砷盐不得超过百万分之三。功能滋阴润燥，补气养血，止血安胎。用于久病虚损，阴血亏虚，胎动不安，产后血虚，崩漏，咯血，衄血，尿血，便血。口服，每次3~9g，烊化兑服或打碎以煎好的药汁溶化后服。

（3）参茸阿胶

驴皮 1000g，加当归 6g，川芎 4g，熟地黄 1g，白芍 2g，白术 1g，茯苓 2g，清半夏 1g，肉桂 2g，红花 1g，木香 1g，人参 0.5g，鹿茸 0.5g，砂仁 0.5g，玉竹 2g，白芷 2g，陈皮 2g，香附 5g，地黄 2g，麦冬 1g，党参 3g，甘草 12g，牡丹皮 2g。以上除驴皮外，其余当归等二十二味加水煎煮，滤过，药液备用；驴皮熬至胶液，加入以上药渣及冰糖、黄酒、豆油继续浓缩至稠膏状，冷凝，切块，阴干，即得。密闭，置阴凉干燥处。每 500g（盒）50 块。本品为长方形块，黑褐色，有光泽，质硬而脆，断面光亮，碎片对光照视呈棕色半透明；气微，味微甘。本品水分不得过 15.0%；总灰分不得过 1.0%；重金属不得过百万分之三十；砷盐不得过百万分之三。功能补血生精。主治血虚头晕，神疲体倦，月经不调。用黄酒或白开水炖化服，每次 3~9g，每日 1~2 次。

（4）人参阿胶膏

阿胶 360g 为主药，加人参 100g，白芍 400g。取阿胶加水适量，加热溶化；其余二味加水煎煮 3 次，合并煎液滤过，浓缩至相对密度为 1.21~1.25（热测）的清膏；每 100g 清膏加蔗糖 500g，加热煮沸溶化，再加入溶化的阿胶，混匀，浓缩至规定的相对密度，即得。本品为棕褐色稠厚的半流体；气微香，味甜、微苦。功能养血安神，止渴生津，补气补血，健脾养胃。用于体弱气虚。口服，每次 10~20g，每日 2 次。

（5）阿胶冲剂

阿胶 50g，熟地黄 200g，党参 100g。以上三味，除阿胶外将党参、熟地黄加水煎煮 3 次，滤过，合并滤液，加入阿胶，溶化后浓缩至相对密度为 1.33 的清膏。取清膏 1 份，加糊精 1.5 份，蔗糖 4 份及适量的乙醇，混匀，制成颗粒，干燥，即得。本品为黄棕色颗粒，味甜。功能养肝滋肾，补气血。用于气血两虚，身体瘦弱。开水冲服，每次 20g，每日 2 次。

（6）山东阿胶膏

阿胶 250g，党参 200g，白术 100g，黄芪 200g，枸杞子 100g，白芍 50g，甘草 100g。除阿胶外，其余白术等六味切碎，加水浸泡煎煮 3 次，合并煎液滤过，浓缩成稠膏状；将阿胶、红糖 1000g 加水适量加热使溶，滤过；滤液与稠膏混合，浓缩至相对密度 1.28~1.32 时，加入适量的防腐剂混匀，即得。本品为棕褐色稠厚的半流体；味甜。功能养血止血，补虚润燥。用于气血不足，虚劳咳嗽，肺萎吐血，妇女崩漏，胎动不安。口服，每次 20~25g，每日 3 次。

（7）复方阿胶浆

阿胶 50g，人参 25g，熟地黄 175g，党参 175g，山楂 75g。取人参、熟地黄、党参、山楂加水煎煮 3 次，合并煎煮液，静置，滤过，加入蔗糖 500g 使溶，浓缩备用；阿胶加水适量溶化，滤过，滤液与上述浓缩液合并，加苯甲酸 3g，继续浓缩至 1000ml，滤过，分装。本品为棕褐色的黏稠液体；具阿胶香气，味甜。pH 应为 4.0~5.0。功能补气养血。用于气血两虚，白细胞减少症及贫血。每次 20g，每日 3 次。

以上产品有些还在市场销售，有的已经消失，或有新的阿胶单方和复方制剂产品替代在市场流行。

◉ 阿胶的服食方法

阿胶入药用，多烊化后兑服，每次 5~10g，或用炒阿胶，入汤剂或丸、散。所谓烊化，是中药入汤剂的方法之一，将胶类药物放入水中或加入少许黄酒蒸化或已煎好的药液中溶化，再倒入已煎好的药液中和匀内服。因此，需要注意的是，切不可将处方中的阿胶，与其他药材一起煎煮。

家庭制作阿胶食疗药膳方，也需要先将阿胶烊化后制作，通常阿胶食疗方有阿胶粥、阿胶羹、阿胶饮、阿胶酥等。

阿胶粥：

阿胶（捣碎）15g，糯米100g。糯米煮熟，候熟入阿胶稍煮，搅令烊化即成。功用：养血止血，滋阴润肺，安胎。

阿胶羹：

取阿胶250g砸碎，加黄酒250ml浸泡1~2天，加入冰糖250g水200ml、蒸1~2小时，加入黑芝麻（炒香）、核桃仁（炒熟后掰碎成豆粒状）、桂圆肉等搅拌均匀、再蒸0.5~1小时后放凉成膏状，置冰箱内保存。每天早晚各服一匙，也可以用热水冲服。功能补血滋阴，适用于乏力、面色萎黄、头晕健忘、腰酸腿软、怕冷、耳鸣等。

阿胶饮：

将阿胶粉碎成细粉状、每次取3g，置于牛奶（或豆浆）杯中，边加入边搅拌，使阿胶粉充分解于牛奶（或豆浆）中温服。也可根据个人喜号加入适量冰糖或蜂蜜。口感香甜绵软、回味悠久。功能养血补血。用于贫血体虚。

也可制作阿胶酥使用，用微波炉将阿胶丁膨化食用。将打碎成花生大小的阿胶丁均匀地放入微波炉的载物盘上。设定火力为中火，定时3分钟后取出，即可得到香酥口的阿胶酥，直接口中含化，醇香持久。

此外，还有阿胶芝麻膏、阿胶红枣膏等含有阿胶的各种滋补之品，可以供食疗。

⊙ 阿胶的使用注意

阿胶并非人人适宜，一些特殊体质就不宜服用或须慎用阿胶，如脾胃虚弱，呕吐泄泻，腹胀便溏、咳嗽痰多者慎用；感冒其间不宜食用阿胶；孕妇、高血压、糖尿病患者应在医师指导下服用。服用阿胶期间忌油腻食物。服用阿胶的时间最好是饭前。过敏体质者，服用阿胶也要慎重，一旦出现过敏症状即须立刻停服。

阿胶并非就是"水煮驴皮"

前一时期网上流传的阿胶就是"水煮驴皮"一说，完全是因为对中药炮制技术的认识不足，更不了解阿胶的形成过程与工艺，尤其是不懂得阿胶之"胶"的特性与意义。此外，还没有认识到阿胶制作过程中对水质的要求，从而导致出现这样的说法。而实际上，从阿胶制作的工艺，再到对制作过程中水的要求，阿胶并非是简单的"水煮驴皮"。

◎ 阿胶是经过复杂的工艺制作而成，与驴皮不能等同对待

据百度百科记载：胶，正体作"膠"，字从肉从翏。"肉"意为"肉汁样的"，"翏"意为"合并""结合"。"肉"与"翏"联合起来表示"肉质样的黏合剂"。本义：黏合剂。

胶黏剂，自古在人类社会用途广泛，在发明化学胶之前，人类使用天然胶黏剂，其按来源可分为动物胶、植物胶和矿物胶。《说文》释"胶"曰："昵也，作之以皮。""昵"是黏义。按许慎言，当时制胶主要是使用各种动物的皮。动物胶是远古人类在熬煮野兽皮骨的过程中意外发现的，本属肉冻之类食物，主要应用于社会生产中的器物黏合，药用只是其较次要的应用之一，因此古代胶的入药，只是胶的社会应用的很小一部分。长沙马王堆汉墓出土的先秦文献《五十二病方》有以"胶"入药的记载，但其原料未详。《周礼·考工记》记有"鹿胶青白、马胶赤白、牛胶火赤、鼠胶黑、鱼胶饵、犀胶黄"，表明先秦时即有多种动物的胶存在，同时也说明早期药用皮胶的多样化，驴皮胶只是其中的一种。

关于阿胶如何形成，清代曹炳章的《增订伪药条辨》中有较详细的描述，谓："用东阿城的狼溪水浸黑驴皮，取阿井水用桑柴火煎炼四昼夜所得的胶才算真阿胶。""阿井水甚不易取，而煎法又失其真，故真阿胶最难得也。"

所以真品阿胶的关键点必须是"东阿驴皮"和"阿井水"相合制作而成，可见一直以来人们对阿胶的来源十分讲究，煎制工艺也要求很高。通常阿胶的制作强调按照古法，要求取东阿镇当地驴皮，浸泡在狼溪河内，再用狼溪河水制胶，去相距30多千米的古阿井担水，在近成胶时兑入胶中（作为引子），不可任意更改。当然，由于驴和阿井水的资源有限，真正做到这两点已经很不容易了，不可苛求。不过，随着历代医家的潜心研究和实践，并充分利用现代科学技术，现代阿胶的生产工艺已日臻完善。

曹炳章《增订伪药条辨》还曰："（阿胶）浸狼溪河内四五月，刮毛涤垢，再浸漂数日，取阿井水用桑柴火熬三昼夜，去滓滤清……"说明制作阿胶并非是将驴皮直接水煮，而是需要在河中浸泡多日，然后"刮毛涤垢"。阿胶的胶原蛋白主要来自驴皮的真皮层，所以要把表皮层和脂肪层去掉。先从浸泡开始、然后洗皮、晾干、刮毛以去掉表皮层。然后铡成小块，放到锅内化皮、打沫、提纯、浓缩。为充分煎出胶质，通常需要用文火加热，保持微沸1~2天，倾出煎液，先后共煎3~5次。正如《本草乘雅半偈》曰："煮法，必取乌驴皮，刮净去毛，急流水中浸七日，入瓷锅内，渐增阿井水煮三日夜，则皮化。滤清再煮彻、贮盆中乃成耳。"浓缩的过程中需要"打沫"，以清除悬浮于表面的杂质。这些杂质主要为胶液细微的杂质与水中的金属离子结合成比重较小的络合物。至胶液不透明时，加入规定的冰糖，熬至"挂珠"时加入豆油。加入豆油后，应进行"砸油"以降低胶的黏性，至开始"吊猴"时加入黄酒，至"发锅"时"醒酒"。挑起"挂铲"时收胶，将胶液倾入凝胶盘内，使之自然冷凝，即得"凝胶"。如此复杂的工艺可见阿胶怎是"水煮驴皮"那样简单？

⊙ 阿胶成分不仅仅是"胶原蛋白"，应从中西医双重角度认识其药效功用

"水煮驴皮"一说同时带来的观点是："驴皮的主要成分是胶原蛋白，这种蛋白质缺乏人体必需的色氨酸，并不是一种好的蛋白质来源。"并否认其具有的"补血、止血、养颜、安胎、抗疲劳、抗癌"，那么，事实果真如此吗？

阿胶在《神农本草经》中被列为上品，其补血，止血，滋阴，润燥的功效，从汉代开始已经久经临床的验证，至今仍然发挥着确切的作用。中医的补血与西医的补血并不是一个概念，中医的"血虚证"也不能等同于西医的"贫血"。怎样使用西医的方法来解释中医理论一直以来都是困扰广大学者的难题。

"阿胶只是水煮驴皮"这样从成分的角度分析阿胶本身就存在片面的地方。起初药理学研究普遍认为，阿胶的补血作用是因其含有人体必需氨基酸和微量元素。但此理论不能解释，阿胶的补血、补益作用优于其他类似氨基酸的生物物质。目前研究表明，除像铁、铜、钴等少数微量元素具有治疗某些营养缺乏性贫血外，其他多具有酶活性，而且这种作用与微量元素存在的方式和机体对其吸收的调控密切相关。阿胶改善造血微环境理论认为，阿胶含有的同其他一切胚胎样组织相似的微环境物质，能够改善造血微环境。还有学者认为，阿胶的作用机制可能是其含胶原蛋白对造血干细胞有益，所含的糖胺多糖与细胞增生，造血系统的组织分化有关。另有学者认为，阿胶的药效与其特有的"聚负离子基"结构有关，提出了阿胶药理作用的"聚负离子基"结构学说。阿胶的多种成分均含有较多的负电荷，可形成聚负离子基结构，即由于大量负离子基存在，负电荷相互排斥，使得溶液中每个分子占据较大的空间，形成一个稳定的大分子晶体结构，无需进入细胞内部，仅通过细胞外间质的代谢即可调节细胞的功能，改善细胞微环境，参与生理与病理过程。近年，越来越多学者运用新的模型、试验方法探究阿胶补血的作

用机制。这也从一个侧面证明阿胶临床疗效的确切，从而吸引着研究人员孜孜不倦地探究阿胶作用机制的奥秘。

关于阿胶的作用机制研究百花齐放、角度各异。以"阿胶"为关键词在"中国知网"上检索，已经有 5738 篇文章，可见对阿胶的研究非常热闹，尽管很多观点并没有被一些专家学者认可，但几千年的阿胶使用与研究历史，表明阿胶的效用价值肯定是存在的。

当然，阿胶的疗效在某些媒体上存在有扩大宣传和炒作的情况存在，有时达十分严重，这需要引起我们的重视，应当坚决反对滥用阿胶，并急需研究对策，加强监管，甚至有必要研究阿胶的替代产品，解决目前阿胶资源紧缺、价格不断攀升的问题。为此，任重而道远！

（施铮　陈仁寿　南京中医药大学）

药用植物与历史名人（三）

——《植物名实图考》阅读札记

⊛ 洪恂

女萎、狼毒与王羲之

吴其濬在《植物名实图考》卷之二十二蔓草类"女萎"条引用了《女萎丸帖》，在卷之二十四毒草类"狼毒"条引用了《求狼毒帖》，此两帖均见于王羲之书法作品的《杂帖》中。

王羲之（公元303-361年），东晋大书法家，琅琊临沂（今山东临沂市）人，公元307年随家族南迁至会稽山阴（今浙江绍兴市）。官至右军将军、会稽内史，人称王右军。一生酷爱书法，楷、草、行、隶诸体造诣皆深，特点是平和自然、委婉含蓄、遒美健秀，是历代学书者之典范。晋穆帝永和九年三月三日写下了名震千古的《兰亭集序》，此帖28行，324字，记述了当时文人雅集的情景。帖中有二十多个"之"字，写法各不相同，宋代米芾称之为

"天下行书第一"。唐太宗对之爱不释手，终日摹写，派人翻拓，临终前遗言将《兰亭集序》作为陪葬。《兰亭集序》真迹现在何处是一件古今悬案，现在所见者皆临摹本。

王羲之一生还留下不少典故逸事，如"池水尽墨""入木三分""书换白鹅""东床坦腹"等等，在民间妇孺皆知。在清人严可均所辑的《全晋文》卷二十二至卷二十七中收集了大量的王羲之杂帖，内容反映了王羲之日常生活多方面的细节，语言简洁，有人情味，尤其是王羲之晚年常被疾病缠身，他的病情、求药、服药等就诊的情景都能在帖中看出。《女萎丸帖》《求狼毒帖》就是其中的两例。

◉《女萎丸帖》

严可均所辑全文是：

"知足下哀感不佳，耿耿。吾下势，腹痛小差，须用女萎丸，得应甚速也。"

此帖是往来书信，前两句是知对方遇到伤感的事，心情不佳，他也很不安，十分记挂。表达对亲友的同情与安慰，也是一种礼仪。其后再谈自己的病情，腹痛下利虽已稍愈，但须用女萎丸，如果能得到会好得快一些，有向对方询问有无此药之意。

女萎丸能治疗下利吗？查《三国志·魏书·华佗传》中有多个病例与药方，确有一个病例为：

"东阳陈叔山小男二岁得疾，下利常先啼，日以羸困。问佗，佗曰：其毌怀躯，阳气内养，乳中虚冷，儿得毌寒，故全不时愈。佗与四物女宛丸，十日即除。"

以上病例可以佐证在东汉时期已用四物女萎丸治疗下利，有良效。但上述记载中书写的是"四物女宛丸"，经尚启东、何凌霞两位学者考证，"女宛"是"女萎"转抄书写之误。宋代唐慎微撰《重修政和经史证类备急本草》

卷之六草部上品收载"女萎"条，正名来自《神农本草经》（简称《本经》），但又将《名医别录》（简称《别录》）之"萎蕤"作为异名，因此出现了名物混乱的现象。李时珍在《本草纲目》中说："《本经》女萎乃《尔雅》委萎二字，即《别录》萎蕤也。上古抄写讹为女萎尔。"表明他认为《本经》之女萎是萎蕤，也就是现在百合科植物玉竹 *Polygonatum odoratum*（Mill.）Druce 。

那么，"女萎"在何处可以见到呢？上述《重修政和经史证类备急本草》卷之八草部中品内，确实收载了"女萎"条，文中说唐本注（即《唐本草》）云："其叶似白蔹，蔓生，花白，子细。荆襄之间名为女萎，亦名蔓楚。止痢有效，用苗不用根，与萎蕤全别。"这才是真正的女萎。据所述形态考证，与现在毛茛科植物女萎 *Clematis apiifolia* DC. 相符。在"女萎"条中特别指出："李氏本草云：止下消食"。李氏本草当指《李当之本草》或《李当之药录》。作者李当之，魏晋时人，是华佗弟子，首载用女萎止痢。很有可能王羲之看到过李氏所写之书，或在民间了解到华佗用"四物女萎丸"的效果，故想寻找此药。

关于"四物女萎丸"的药物组成，《三国志·魏书·华佗传》中未见，但唐代《外台秘要》中所引下痢肠滑方中的范汪"苦酒白丸"，即以女萎、半夏（洗，各二两），附子（炮）、藜芦（炙、去头，各一两），四味药物配制而成。宋代《圣济总录》中收载"女萎丸"，药物组成也是相同的四味药物，但用量不同是：女萎一两，半夏一两（汤洗七遍、焙），藜芦（去头）半两，附子（炮裂、去皮脐）三分。由于《外台秘要》汇集初唐及唐以前医学著作中的资料，《圣济总录》除广集宋代及宋代以前医籍资料外，并征集民间验方和医家献方整理汇编而成。因此华佗及其弟子的医方和经验能被流传下来，让后人知道了女萎丸中的四味药物。

◎《求狼毒帖》

严可均所辑的全文是：

"须狼毒，市求不可得，足下或有者，分三两，停须故示。"

因为此帖刻本有数种，标点不一致。有一位网友在微博中认为合适的标点应是："须狼毒，市求不可得。足下或有者，分三两。停须，故示。"最末四个字中间要点开，才能表达出已停止服它药，须用狼毒，是否有此药，请即告知。

王羲之为何要求狼毒，可以看他在另一杂帖中写的话："得书知问，吾夜来腹痛，不堪见卿，甚恨。"推知求狼毒是治疗腹痛用的。

狼毒是有毒药物，内服需慎重，当时有此类医方吗？晋代著名医药学家葛洪（公元281-341年）所著《肘后备急方》卷一中有治心腹相连诸胀痛方：野狼毒二两，附子半两。捣，筛，蜜丸如梧子大。日一服一丸；二日二丸；三日后服三丸，再一丸；至六日服三丸，自一至三以常服，即瘥。葛洪自号抱朴子，曾经较长时间隐居民间，接触流传于民间的医药知识和经验，《肘后备急方》就取材于民间，书中"率多易得之药"及"田舍试验之法"，在仓促发病时可立即应用，因此是一部便、廉、验的方书，王羲之想用狼毒治疗腹痛，可能与研究过葛洪的医方有关。

据《别录》《本草经集注》《本草图经》对狼毒产地的记载，再参考"石州狼毒图"和《植物名实图考》狼毒附图的形态考证，狼毒原植物与现在瑞香科的瑞香狼毒（《中国植物志》正名为狼毒）*Stellera chamaejasme* L. 相符。以根入药，药材称红狼毒或西北狼毒。产于内蒙古、山西、河南、青海、甘肃、陕西、四川等省区，资源丰富。

近年国内外对瑞香狼毒的研究报道甚多，主要是化学成分的分离提取和药理活性研究，都有较大的进展。有报道说已从瑞香狼毒中分离得到23个单体化合物，其中11个具有抗HIV病毒作用；7个具抗癌作用，如二帖类化合物尼他吗啉就具有很强的抗癌活性。对这些药用活性成分的作用机制和靶点，还有待探索和阐明。瑞香狼毒总黄酮对蚊虫、蟑螂、螨虫等昆虫具有较强的驱避活性和杀灭效果，可研究开发为生物农药。

　　一位网友在他的博客中介绍，从青海共和到贵南的公路两侧能见到瑞香狼毒的群落，正在开花。开车的司机说瑞香狼毒可以造纸，所造的纸厚实、韧性大，不易被虫蛀，四川省阿坝州的德格印经院用其来印制经书，可长期保存。由于瑞香狼毒有较强的抗旱性和毒性，在干旱草原地区能迅速繁衍，对草原生态系统构成威胁，从发表的文章中看出以现代科学技术为基础，开展草原瑞香狼毒综合利用的研究已在进行，这项研究对瑞香狼毒这一丰富资源可以充分利用，也可保护草原生态环境，很有意义。

　　古今狼毒药材除来源于瑞香科的红狼毒外，还有来源于大戟科的白狼毒，是月腺大戟 *Euphorbia ebracteolata* Hayata 和狼毒大戟 *Euphorbia pallasii* Turcz. 的根。鲜品多浆液，干品外皮灰棕色，易剥落，切面黄白色，可见异型微管束，与红狼毒很易区别。

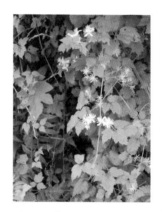

图 52：女蒌

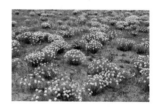

图 53：瑞香狼毒

◎ 感　想

　　一、在看了王羲之的两则杂贴以后，

深感古代医家所用医方，在民间治病救人作用巨大，"四物女萎丸"仅四味药物，"心腹相连胀痛方"仅两味药物，真是名副其实的便、廉、验。说明不是一方多药才能治病，只要辨明病因，熟知药性，对症下药，就能药到病除。我曾见过一帖治"癌症"的大方，药物在 30 味以上，哪些药物是对症必用的呢？古今对比，心中十分疑虑。

二、古代文人对医药多有研究，并在诗文中记录下来，成为有价值的经验。因此收集医药资料时要扩大视野，会得到更多的收获。

三 有不少古代医药书籍经过多次翻刻印刷，常有错字出现。如："女萎"与"委萎"，"女萎"与"女宛"等，经过专家考证，可避免一错再错。除古籍外，现代书籍与文章中错字亦多，有疑虑时要核对考证，才能放心引用。

四、很多药用植物经过现代研究都发展迅速，以瑞香狼毒为例，看了部分报道就开了眼界，不断追踪阅读，趣味很深。知道了大量的古今资料，才能融会贯通，开拓思路。

木莲与白居易

《植物名实图考》卷之三十三木类"木兰"条载：

> "木兰，《本经》上品。李时珍以为即白香山所谓木莲，生巴峡山谷间，俗呼黄心树者。"

说明吴其濬在收此段资料时，对李时珍将木兰与木莲混为一物并未探究。他在"木兰"条中放入两幅插图，第一幅据《新华本草纲要》考证，系吴其濬按在庐山所见到的植物绘制的，可能为天目木兰 *Magnolia amoena* Cheng，是我国特产。第二幅是按侨居于贵州的张山人所言该地木兰的形态绘制的，明显为先叶开花的木兰属植物。两幅图均与白香山所谓木莲无关。但在《植物名实图考》卷之二十蔓草类中另立了"木莲"条，并说明木莲即薜荔，观其附图形态确是桑科植物薜荔 *Ficus pumila* L. 。

吴其濬以薜荔为木莲，也是受了《本草纲目》的影响，在该书的第十八卷草部中就收载了"木莲"，释名薜荔，出自《本草拾遗》，描述的特征就是桑科植物。同科的木兰和木莲已被混淆了，再混进另一科的薜荔。

那么，哪一种植物正名应称为"木莲"呢？必须先学习一下白居易所作的"木莲诗并序"，其中首次提出最适合被称为木莲的植物。

作者白居易（公元772－846年）是唐代伟大的现实主义诗人，字乐天，晚年号香山居士。唐德宗贞元十六年（公元800年）进士。著有《白氏长庆集》，现存七十一卷，共收诗文3600多篇，其中收诗歌2800余首。其诗歌题材广泛，形式多样，语言平易通俗，在当时流传甚广，上至宫廷，下至民间，到处都有人知。他去世后唐宣宗写下一首悼念诗："缀玉连珠六十年，谁教冥路作诗仙？浮云不系名居易，造化无为字乐天。童子解吟《长恨曲》，胡儿能唱

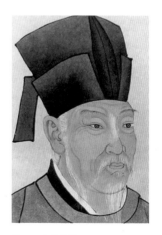

图54：白居易像

《琵琶篇》。文章已满行人耳，一度思卿一怆然。"总结了白居易诗歌影响之深，更表达了君民对他思念之切。其声名还远播朝鲜、日本，对后世文学也影响巨大。其诗文中除代表作《长恨歌》《琵琶行》《卖炭翁》等之外，还有涉及田园山水、花草树木的大量诗篇，因作者一生热爱大自然，关注四季变化，对草木情感深刻，他种花、赏花、惜花，在细致的观察中获得深层的感悟，抓住不同物种的明显特点，匹配上合适优雅的人格特征，用优美的诗句抒发出真实的感受，写成人们乐意接受并传播的好诗，如：《观刈麦》《大林寺桃花》《感白莲花》《春风》等等。

而《木莲诗并序》就是其中的一首，此诗是他在公元815年被贬为江州司马后，819年春离江州赴忠州任刺史时所作。他为木莲写下的这篇小传，却成为后世考证木莲名称的重要证据。因此笔者怀着十分崇敬的心情将《木莲诗并序》全文抄录如下：

"木莲树生巴峡山谷间，巴民亦呼黄心树。大者高五丈，涉冬不凋。身如青杨，有白纹。叶如桂，厚大无脊。花如莲，色香艳腻皆同，独房蕊有异。四月初始开，自开迨谢仅二十日。忠州西北十里，有鸣玉溪生者，秾茂尤异。元和十四年夏命道士毋邱元志写。惜其遐僻，因题三绝句云：（第一首）如折芙蓉栽旱地，似抛芍药挂高枝。云埋水隔无人识，惟有南宾太守知。（第二首）红似胭脂腻如粉，伤心好物不须臾。山中风起无时节，明日重来得在无。（第三首）已愁花落荒岩底，复恨根生乱石间。几度欲移移不得，天教抛掷在深山。"

抄录诗序后笔者最深刻的感受是：只有诗人亲临其境，才能写下如此真情实景，"云埋水隔无人识，惟有南宾太守知。"的诗句证明，在边远偏僻之地、高山深谷之中，被云层缭绕着的奇树，关注它的只有忠州（在盛唐时称南宾）刺史白居易。如遇山风突然来袭，吹落美艳的花瓣就跌落到岩底的深渊之中，让人可惜又伤心。恨不能将它移植到园圃中去，只能将它的姿容写入诗中。

诗人见到的是高大的乔木，叶大而厚，是苍翠的常青树种，在高高枝顶的绿叶丛中，正开放着大型、红色、芳香的花朵，形态与荷花相似。极像在高大的木本植物上开出了莲花，故称它为木莲，是当之无愧的真木莲。

诗人除自己欣赏外还描绘了木莲花图送给朋友，有一首《画木莲花图寄元郎中》诗可以佐证，诗云：

"花房腻似红莲朵，艳色鲜如紫牡丹。
惟有诗人能解爱，丹青写出与君看。"

在这首诗中更突出了木莲花颜色如紫牡丹一样艳丽。

如将诗序展示的特征与《中国植物志》所述木兰科的木莲属及木兰属特征相比较，则常绿乔木这一特征显然与木莲属相同。而木兰属植物中除由美洲引种开白花的荷花玉兰（*Magnolia grandiflora* L.）为常绿乔木外，大多数均为落叶树种，且先叶开花或花叶同放，明显与诗序中的记载不同。白香山诗中所言木莲，不但为常绿大乔木，且春季粉红色或紫红色的花朵开荃枝顶的叶丛中，再结合产地、生境等条件考证应与木兰科木莲属植物红花木莲 *Manglietria insignis*（Wall.）Bl. 最为相似，即《中国植

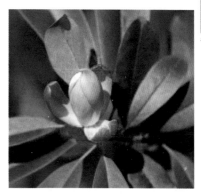

图 55：红花木莲的叶与花

物志》称为红色木莲者。此外与产在四川花为紫色的四川木莲（*Manglietia szechuanica* Hu）特征也较吻合。因为在木莲属植物中，各种之间很多性状非常相近，不依据繁殖器官花和果的性状分析就很难区别。推广到木兰科的分类，木莲属与木兰属的系统学关系也一直是学者们争论和探讨的热点。古代受地域、研究条件、信息交流等诸多方面原因的限制，明确区别到种更为不易，属间和种间混淆常有发生，也给后人留下很多探索考证的空间。

就木兰科药用植物的基原考证和资源调查来说，已有不少研究报道。如祁振声在《闲话木兰与木莲》一文中说：经长期反复考证，终于发现《中国植物志》《中国树木志》等权威著作中的武当木兰，《湖北植物志》称"红花木兰"（*Magnolia sprengeri*）即古籍记载的"木兰"。又说：据笔者考证，白居易《木莲诗及序》和《酉阳杂俎》中的木莲，当系今之红花木莲（*Manglietia insignis*）。再如郑庆衍等报道，1988 年江西省宜春市林科所在明月山发现一个新的树种，被命名为落叶木莲（*Manglietia decidua* Q. Y. Zheng）。是木兰科木莲属濒危的落叶树种，对探讨被子植物的起源和木兰科的系统演化有重要意义，已被列为国家一级保护野生植物。侯伯鑫等报道，2003 年在湖南永顺县朗溪乡云盘村和小溪国家级自然保护区鲁家村发现一种冬季落叶、开淡黄色花朵的木莲属植物，经鉴定也是落叶木莲。现在对其资源考察、花的形态学研究等方面均已进行。

白居易在一千多年前想从忠州鸣玉溪移栽木莲，为力所不能及而遗憾。2016 年 6 月 26 日重庆日报网报道，修建于明代崇祯年间的忠州白公祠内，现已种下了百株木莲，实现了诗人的梦想。这是对远葬于河南洛阳龙门东山琵琶峰上的白居易最好的纪念。

哈密瓜与洪皓（洪忠宣）

《植物名实图考》卷之三十一果类收载了哈密瓜。作者吴其濬从《西域闻见录》中知道哈密瓜有十数种，其中扁圆形如小儿帽子、绿皮绿瓤、清脆如梨、甘芳似甜酒者为最上品；瓜瓤为绿色，质与味稍次者为上品；白瓤者为中品，以上三品皆摘下后即食，不能久留。皮淡白多绿色斑点、瓤红黄色者为下品，但能贮藏至次年二月，因此可运送到远方去，贡品皆为此品种。

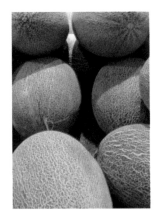

图 56：哈密瓜果实（宁生摄）

《西域闻见录》成书于清乾隆四十二年（公元 1777 年），作者尼玛查曾在新疆十余年，故对哈密瓜的品种和品质等级了解得比较详细。吴其濬是清代道光年间的重臣，春节时在宫中值班，皇帝赏赐哈密瓜，出任云南巡抚时也由驿道送往，他能亲自尝到，感到很幸运。在品尝美味之时想到哈密瓜传入中原的故事，写出以下的感慨：

"洪忠宣万里羁留，卒能携种南还。臣子幸际大一统之盛，得尝前贤所未尝，若以黄甋（pián；瓜名）少师，适从何来，何以读忠宣书？"

从吴其濬所述的内容中看出洪忠宣被金人扣留在万里之外的北方，还不忘把哈

卷耳药香·浅尝

青赏

密瓜种子带回南方，如果用"黄瓤少师"这一典故（出自《魏书·郭祚传》；用于表示有献媚之嫌）去衡量此事，真实情况从何而来，又何以去读洪忠宣的书呢？要真实了解洪皓与哈密瓜的故事，必先知道他的生平事迹，并细读他所写有关哈密瓜的书，才能从他亲身经历的记述中得到正确的认识和评价。

洪皓（公元1088-1155年），字光弼，饶州鄱阳（今江西鄱阳）人。宋徽宗政和五年（1115年）进士。历台州宁海主簿，秀州录事参军。高宗建炎三年(1129年)以徽猷阁待制、假礼部尚书为大金通问使。洪皓行至太原，被金人扣留近一年，第二年转至云中（今山西大同），见到金国权臣完颜宗翰。完颜宗翰不许洪皓请归二帝之要求，逼迫他到金廷操纵的伪齐刘豫政权去当官。洪皓严词拒绝，并说：

"万里衔命，不得奉两宫南归。恨力不能磔（zhé；古代的刑法。）逆豫，忍事之邪！留亦死，不即豫亦死，不愿偷生鼠狗间，愿就鼎镬（huò；鼎镬是古代的刑具。）无悔。"

完颜宗翰听后大怒，下令推出斩首。两名壮士"执剑夹承"，拥之以下。洪皓面不改色，从容而行。一位贵族见状，深受感动，不觉失声说道："真忠臣也。"遂用目光制止剑士暂缓行刑，并亲自跪下请求完颜宗翰免除洪皓一死。

完颜宗翰虽免洪皓死，但把他流放到遥远的冷山（今黑龙江五常境内的大青顶子山）。冷山气候寒冷，冻指裂肤，十分荒凉，"四月草生，八月已雪，穴居百家。"有两年不供给食物，盛夏时以粗布为衣，大雪天柴尽时，用马粪燃火煨麦面充饥。生存条件十分艰险，但他威武不屈，坚持用桦木皮抄写"四书"（《大学》《中庸》《论语》《孟子》），这就是著名的"桦叶四书"，表现了崇高的气节，故时人称之为"宋之苏武"。并在羁押的十五年中，抓住一切机会对金国的自然地理、历史沿革、社会经济、风土人情、礼仪制度、政治制度以及物产等都进行了较为全面的考察，积累了大量的历史资料。其中《松漠纪闻》一书就是他当时所记金国杂事。在归宋时，怕被金人搜获，都焚烧了。回宋后再复述整理而成。因洪皓流放的地区就在古松漠都督府之北，书中所写的内容都是发生在广大的塞北地区，因此书名称《松漠纪闻》。

洪皓关于哈密瓜的记载在《松漠记闻》一书的续编中，原文为："西瓜形如匾蒲（瓠子的别名）而圆，色极青翠，经岁则变黄。其瓞（dié 音迭，小瓜）类甜瓜，味甘脆，中有汁，尤冷。《五代史．四夷附录》云：'以牛粪覆棚种之。'予携以归，今禁圃乡圃（yòu；菜园）皆有。亦可留数月，但不能经岁，仍不变黄色。鄱阳有久苦目疾者，曝干服之而愈，盖其性冷故也。"

洪皓虽称所见者为西瓜，但从其形状、色泽及变化、口味、贮藏时间、种植条件等方面考证，均与哈密瓜相似。《中国植物志》将哈密瓜作为甜瓜（Cucumis melo Linn.）的一个品系。《辞海》则定为甜瓜的一个变种，拉丁名为：Cucumis melo var. saccharinus，与洪皓所言"其瓞类甜瓜，"一致。因此，可以考定洪皓所述西瓜即哈密瓜无疑。他的记载可与古代去过新疆的官员、学者留下的诗文对比一下，就可证实。

◉ 例一

唐代骆宾王从军西域路过新疆，曾留下两首说及哈密瓜的诗，一首诗名为《晚度天山有怀京色》，其中两句为："旅思徒漂梗，归期未及瓜"；另一首诗名为《在军中赠先还知己》，其中两句为："蓬转俱行役，瓜时独未还。"表露他和朋友在新疆错过食瓜的时间，诗句所说之"瓜"应为新疆所产的哈密瓜，因没有品尝到深感遗憾。

◉ 例二

元代初年，《长春真人西游记》一书中记载了成吉思汗在西域大帐中，召见道教全真派首领丘处机。回鹘王曾用甘瓜招待他。该书所载原文为："既入，斋于台上，泊其夫人劝葡萄酒，且献西瓜，其重及秤，甘瓜如枕许，其香味盖中国未有也。"文中所述"甘瓜"从形状、味道、香气等特点考证，应为哈密瓜。

⊙ 例三

清代著名学者、翰林院编修纪晓岚在《阅微草堂笔记》中写道："西域之果，蒲桃（葡萄）莫盛于吐鲁番，瓜莫盛于哈密。"他途经哈密时，曾有过对哈密瓜运输的记载："哈密瓜贡品只熟至五六分，途间封闭包束，瓜气蒸郁，至京可熟至八分，运熟者即霉烂矣"。

⊙ 例四

清光绪年间进士、书法家、翰林院编修宋伯鲁所作《食哈密瓜》诗："龙碛（边远沙漠之地）漠漠风抟（tuán 音团；旋转向上。）沙，胡驼万里朝京华，金箱丝绳慎包甀（guǐ 音鬼;通簋），使臣入献伊州瓜，上林珍果靡不有，得之绝域何其遐，金盘进御天颜喜，龙章凤藻为褒嘉。"真实的追述了新疆向朝廷进贡哈密瓜的艰辛过程。

⊙ 例五

另一清人肖雄，在同治十二年（1873 年）进新疆，历十数年"足迹所至，穷于乌孙（今新疆境内）。"曾记载了新疆的所见所闻，在《新疆杂述诗》中有以下诗句："镇心齐剖绿沉瓜，翡翠冰融月一牙。更有甘芳黄玉软，橐驼篚筐贡天家。"也赞美了哈密瓜的美和进贡的运输过程。

写到这里自然想到杜牧所作《过华清宫》中的诗句："长安回望绣成堆，山顶千门次第开。一骑红尘妃子笑，无人知是荔枝来。"唐代由南向北快马接力运送荔枝至长安；清代则是由北向南快马接力运送哈密瓜至北京。只因两种特产的美味水果都不能久藏，在皇权的统治下，累死了多少人和马。

上述五例记录了哈密瓜的美，因未尝到而遗憾；也揭露了贡品运送的不易，为满足少数达官贵人的贪欲，给劳苦大众带了悲惨的命运。但与洪皓记载的内容、含意均不同。

洪皓写瓜的形态是为了说明品种与甜瓜类似，并了解它的栽培条件，决定收集种子带回中土，不但种在皇家林园，还种在乡村的菜园中，果实亦可留数月，但不能经岁，此特点与哈密瓜相同。

他还以干品治愈鄱阳一病人久患的眼疾。说明洪皓不是从自己的品尝出发，更不是向皇帝献媚，而是从发展中土的水果品种出发，使中土也能生产哈密瓜，不但皇帝大臣可以享用，百姓也能吃到。并可用来治疗疾病。他在艰险的生存状态下，收集对中土有利的各种信息，连带回瓜种也放在心上，确是一个有远见、为朝廷为百姓做实事的好使臣、好官员。

公元1140年，金朝皇帝生子，大赦天下，允许使者还乡，洪皓回到中土。绍兴十二年七月，见高宗于内殿，力求回乡侍奉母亲。帝曰："卿忠贯日月，志不忘君，虽苏武不能过，岂可舍朕去邪！"

同年八月，迁徽猷阁直学士，提举万寿观，兼权直学士院。后因忤（不顺从，违反）秦桧，出知饶州。十七年，责授濠州团练副使，英州安置。二十五年，主管台州崇道观，后徙袁州（今江西宜春），行至南雄州（今广东南雄）病逝。年六十八岁，"帝闻皓卒，嗟惜之，复敷文阁直学士，赠四官。久之，复徽猷阁直学士，谥忠宣。"

洪皓虽然长期被扣留金朝，经受了难言的苦楚，但被金人敬佩，他所著作的诗文，被人们争相抄录、传诵、刻版印刷。说明他的气节、人品、学识不但受宋人赏识，金人也十分佩服。读忠宣书首先要学习他对国家对百姓的耿耿忠心、不怕死不受辱的高尚气节、不忘使命的坚定责任感、不畏权贵敢于直言不怕报服的勇气、关心百姓疾苦多做实事的胸怀。平民百姓受到启发，要做一个诚信的好人；官员受到启发，要做一个诚信、为国为民的好官。吴其濬引导人们正确读忠宣书，作为巡抚的他一生勤奋好学、洁己奉公、恪尽职守、尽职尽责，是朝廷上下称颂的好官，也是官员们学习的榜样。

随着社会的前进、科学的发展，海、陆、空运已四通八达，各种贮藏及保鲜技术被普遍采用。哈密瓜的运输保鲜不再成为难题，很多城市的水果市场都有新疆的鲜哈密瓜上市。哈密瓜不但风味佳，而且富有营养。据分析，哈密瓜的干物质中，含有 4.6%~15.8% 的糖分，2.6%~6.7% 的纤维素，还有蛋白质、脂肪、苹果酸、果胶物质、维生素 A、B、C，烟酸以及钙、磷、铁等元素。洪皓用瓜十治疗眼疾，可能与其含多种维生素有关。近年对哈密瓜在浙江宁波地区（品种名红妃）、上海崇明区（品种名华密 0526）、北京地区（品种名江淮密 1 号）的栽培技术均有报道。随着研究的深入，适应不同环境的品种增多，栽培地区也逐步扩大，就能让更多的人就近吃到更新鲜的哈密瓜。哈密瓜在中土种植应由洪皓带回种子开始。

荠菜与陆游

《植物名实图考》卷之三蔬类"荠"条，摘引陆游诗有三处：①陆放翁（陆游）有诗名曰："《食荠糁甚美，盖蜀人所谓东坡羹也》。"②放翁又有《食荠诗》云："挑根择叶无虚日，直到开花如雪时。"③放翁亦云："传夸真欲嫌茶苦，自笑何时得瓠肥。"向读者提示了陆游对荠菜十分钟爱。

陆游（1125-1210 年），南宋著名大诗人。一生作诗最多，现存诗九千多首，内容极为丰富。其中《钗头凤》《示儿》等名篇，流传甚广。

吴其濬《植物名实图考》所引三首有关荠菜的诗篇仅是题目或摘录，因想知道诗篇全文，故怀着崇敬和探求的心情，浏览了《陆游诗全集》，其中除上述提示者外，还有不少食荠和赞荠的诗篇及诗句。他在蜀中为官和闲居家乡期间，以生活实践为素材，用简练且有内涵的文字，表述了对荠菜的钟爱之情及由衷的赞美。以荠菜为题的还有《食荠十韵》《春荠》等，更多的诗句则散在于其他诗篇中，如《幽居》《自诒》《暮春风雨》《冬夜读书示子聿》《晨兴》《买鱼》《初夏》《晚秋》《雨》《除夜》《老民》等诗篇中都有。

现将读后感受到的陆游"赞荠"要点，试赏析如下：

首先，赞美荠菜的自然繁衍，为天赐之珍。陆游居住在家乡绍兴时，由于清贫生活所需，仿效庚杲和蚕丛氏，在房舍周围种植蔬菜及果树，但食用的荠菜是从野外采来的。他在《食荠十韵》中写道：

"舍东种早韭，生计似庚郎。

舍西种小果，戏学蚕丛乡。

惟荠天所赐，青青被陵冈。"

读到这里仿佛已见到翠绿鲜嫩的荠菜遍布在山坡之上，无需培育，得天独厚，自然繁衍。比陆游早生 88 年的北宋大文学家、大诗人苏轼（1037–1101 年）也赞美"荠菜是天然之珍"。宋代另一诗人陈达叟也说："天生此物，为山居赐。"可谓诗人所见相同。

第二，赞美荠菜的不畏寒冬，极具生命力。荠菜生命力极强，不畏寒冬，能战胜霜雪，在早春破冰而出，最先返青，正如《食荠十韵》中所言"耿介凌雪霜"，陆氏将荠菜的这一特性喻为有耿直不屈气节的君子。追溯到《楚辞·九章·悲回风》中载"故荼（苦菜）荠不同亩兮，兰（兰草）茝（白芷）幽而独芳。"意思是说苦菜和甘荠不在一块田里生长，兰草和白芷在幽静处独放清香。可知在两千多年前也已将苦菜喻为小人，荠菜和兰草、白芷喻为君子了，与陆游的比喻一致。

第三，赞美荠菜分布很广，很易采集。除在山冈上可以采到青青的荠菜外，陆游在咏《雨》的诗中写道："赖有墙阴荠，离离已可烹。"说明他在墙边、路旁都采到过。苏轼在《子由种菜久旱不生》诗中写过"时绕麦田求野荠"的名句，证明荠菜常在麦田埂边、地头生长，十分寻常易得。

第四，赞美荠菜随时可以取食，供人们尽情享用。陆游在蜀中曾作《食荠诗》三首，第二首中云："挑根摘叶无虚日，直到花开如雪时。"八十岁时又作《春荠》云："食案何萧然，春荠花若雪，从今日老梗，何以供采撷。"可推知从早春荠菜返青，到农历三月抽薹开花，茎变硬以前，有长达 3 个月的时间都可取食，梗老以后不宜上餐桌。

第五，赞美荠菜的甘甜和荠糁的鲜美。陆游在四川食东坡羹以后写了《食荠糁甚美，盖蜀人所谓东坡羹也》这首诗，开头就说："荠糁芳甘妙绝伦，啜来恍若在峨岷，纯羹下豉知难敌，牛乳抨酥亦未珍。"荠糁有芳香甘鲜的特殊风味，下豉的纯羹、牛乳制成的酥都不能与它相比。还在《食荠诗》第一首中云："日日思归饱蕨薇，春来荠美忽忘归。"生动的表达出在四川吃到了美味的春荠，就不再想回家乡绍兴去吃蕨和薇了，可见蕨薇也不如荠美。回绍兴后又在《暮春风雨》中写道："手烹墙阴荠，美若乳下豚。"赞誉荠菜的风味与香嫩酥脆的烤乳猪一样鲜美。证明诗中所言"荠糁芳甘妙绝伦"并未过誉。

第六，赞美荠菜烹调简便，不需要特殊的调料和炊具，贫富皆宜。陆游在《食荠诗》第三首中写道："小著盐醯助滋味，微加姜桂发精神。风炉歚钵穷家活，妙诀何曾肯授人。"说他烹制荠菜的秘诀就是用风炉瓦钵来烹煮，不加盐醋只放少量的生姜和桂皮。这种制作方法更能保持荠菜本身特有的鲜味和清香。陆游晚年在《老民》诗中有这样两句话："今朝盐酪尽，荠糁更宜人。"当家中没有调味品的时候，烹煮不需加调料的荠糁，还是很让人喜爱的。

第七，赞美荠菜与其他食材搭配都能使味道更美。如陆游在《食荠十韵》中所言"炊粳及煮饼，得此生辉光。"突出的例子首推"东坡羹"，就是用粳米和荠菜不加佐料煮成的粥，因具特殊风味古今驰名。在《幽居》中也写道：

"荠菜挑供饼，槐芽采作菹。"可见用荠菜做饼，最为常见。将荠菜切碎成齑与切碎的肉捣拌成馅，香气四溢。陆游在《买鱼》中写得十分生动："两京荠菜论斤卖，江上鲈鱼不值钱，斫脍捣齑香满屋，雨窗唤起醉中眠。"人们争买荠菜制作香甜的美食，劲头超过鲈鱼。荠菜除鲜食外还可腌制，陆游作《初夏》二十二首，其第十首中就有"翦韭腌荠粟作浆，新炊麦饭满村香。"的诗句。

第八，赞美荠菜在食物或蔬菜匮乏时可以救急。如陆游在《除夜》中写下"从今供养惟春荠，莫羡愚公日万钱"。在《晨兴》中写下"雨后初得荠，晨庖有珍烹"。在《自诒》中写下"天付吾侪元自足，满园春荠又堪烹"。反映出他当时只能取荠菜作食，在烹煮过程中还保持了乐观的心态。

陆游除从以上八个方面表述对荠菜的赞美外，还在诗句中阐明荠菜的特性能使人们对事物的认识得到启示。如在《食荠诗》第一首中所云："传夸真欲嫌荼苦，自笑何时得瓠肥。"就与《诗经·邶风·谷风》篇中"谁谓荼苦，其甘如荠。"诗句的含义相同，他以诙谐、幽默、自嘲的口吻表达出自己对事物性质的辩证看法，不要只想到坏的一面，也要去想好的一面，才会有信心和勇气取得成功。又如他作《冬夜读书示子聿》八首，其第二首中有"残雪初消荠满园，糁羹珍美胜羔豚。吾曹舌本能知此，古学功夫始可言"的诗句，以品尝荠糁美味为例，勉励他的儿子凡事既要重视亲自体验，更要认真阅读前人留下的书本知识，才能更多的了解事物，缺一不可。以上所引诗句是陆游一生采荠、烹荠、食荠、赞荠的实录，核心是突出春天荠菜之美。

荠菜是极普通、普遍、常见、易得的野生美味，相传千年不衰，其自身一定有独特之处。古人也想探讨它为何甘美，如西汉哲学家董仲舒在其所著《春秋繁露》卷十七中云："四时不同气，气各有所宜，宜之所在，其物代美，视代美而代养之，同时美者杂食之，是皆其所宜也。故荠以冬美，而荼以夏成，此可以见冬夏之所宜服矣。冬，水气也，荠，甘味也，乘于水气而美者，

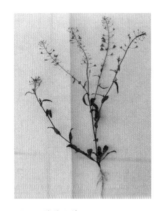

图 57：荠菜全株

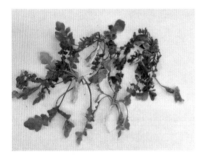

图 58：野生荠菜基生叶

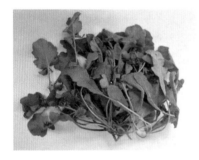

图 59：家种荠菜基生叶

甘胜寒也……"他从四季气候不同和植物的适应性不同来解释植物特性的形成，荠宜在冬季生长，故味道甘美，是很有科学根据的见解。

其后经过人们多年的研究，对荠的生态、形态、成分、应用等方面的了解都已逐步深入。荠菜 *Capsella bursa-pastoris* (L.) Mcdic. 属十字花科一或二年生草本植物。每年早春能争先出现在千家万户的餐桌上，首要原因是它有抗寒性和对环境的适应性。温度不低于 –50℃植株不受冻害，并可耐短期低温。成熟的种子有较长的休眠期，冬季埋藏在土壤中，在春雨的滋润下，先后萌动，在自然环境中通过春化阶段，快速生长，且不择土壤厚薄、肥瘠，如生在砖石缝隙中，仅有少许泥土时，主根就向下伸长，若主根生长受阻，能分出多数支根和细根向四周蔓延，尽量多吸收土壤中的水分和养分。其呈羽状分裂的基生叶都紧贴在土壤表面，有的叶片呈赭红色，可增加抗寒性，使叶片繁茂并贮藏有丰富的营养。另一个主要原因是它有惊人的繁殖能力。一棵植株可从基部生出数个分蘖，长成新株，花期每株都能抽出花茎，花茎再分枝，每一分枝顶端着生总状花序，花序下方的花结果时，花序还向上伸长继续开花，因此称为无限花序，花序上果实累累，分批成熟，每一果实中有褐色小种子 10–20 粒之多，果实裂开后大量的种子落入土中，不断繁衍，因此荠菜资源丰富。其全株含有草酸、酒石酸、苹果酸、对氨基苯磺酸、延胡索酸等有机酸；精氨酸、天冬氨酸、脯氨酸、蛋氨酸等十几种氨基酸；蔗糖、山梨糖、氨基葡萄糖、侧金盏花醇、甘露醇等多种碳水化合物；芸香苷、橙皮苷、木犀草素 –7– 芸香糖苷、槲皮素 –3– 甲醚、异荭草苷等黄酮类；胆碱、乙酰胆碱、马前子碱、芥子碱、麦角克碱等生物碱；钾、钙、钠、铁、磷等无机元素。还含谷甾醇、胡萝卜素、硫胺素、核黄素、烟酸、维生素 C 等。对荠菜可食部分进行营养成分分析，显示每 100g 荠菜含蛋白质 5.2g，是韭菜的 3 倍、蒜苗的 4 倍，番茄的 7 倍，且多种氨基酸相互之间含量的比例也与人体需要量十分接近，还有丰富的糖、无机盐、维生素等多种营养成分，它们之间的配比与协调，可能是荠菜有特殊风味产生最佳口感的根源，随着对荠菜成分和生理功能研究的深入，陆游所言"荠糁芳甘妙绝伦"这一名句，会有更切贴更科学的解密。

荠菜不仅是美味的野菜，更具有药用价值。《名医别录》已有收载，《中华本草》将其功能归纳为：凉肝止血，平肝明目，清热利湿。经药理研究表明，所含成分中有多种可治疗疾病的活性成分，可用于止血、目赤疼痛、赤白痢疾、肾炎水肿、乳糜尿、降血压、降血脂等疾病。近年有将荠菜提取物在化妆品中应用的报道。因对荠菜需求量的增加，已有地区进行人工栽培，还有产地加工和贮藏方法的研究报道。预测荠菜不仅作为陆游赞美的食材，还会成为药品、化妆品的原材料。

（文末所附图片均由宁生拍摄）

稻、绿豆与宋真宗（赵恒）

《植物名实图考》卷之一"绿豆"条有载：

"按《湘山野录》：真宗闻占城稻耐旱，西天绿豆子多而粒大，各遣使以珍货求其种，得煮豆二石，然则绿豆至宋而始重。如宋真宗之深念稼穑，亦何异于《豳（音 bīn）风》《无逸》耶？"

这是一个关于稻和绿豆与宋真宗的故事。吴其濬首先摘录了故事的主要内容，宋真宗知道占城（今越南中部）稻和西天（今印度）绿豆种子，都是各有特色的良种，于是想要引入国内，以提高稻米和绿豆的产量和质量，于是就不惜以珍贵的物品和重金分头去这个国家求种。

在《湘山野录》原文中还记载了求回种子以后的情况：

"占城得种（指稻种）二十石（音 dàn 指容量或重量单位），至今在处播之，西天中印土得绿豆种二石，始植于后苑，秋成日宣近臣尝之，仍赐占城稻及西天绿豆御诗。"

说明得种后即将稻种播种到各地，绿豆种先播于后花园中，收获后与近臣一起品尝，并分别作诗，体现出宋真宗对种庄稼的兴趣和认真，更深知发展农业生产时种子的重要性。吴其濬认为宋真宗重视农业的程度与《豳风》、《无逸》相同。《豳风》出自《诗经》，其中详细描述了农夫按一年中的季节变化，适时进行耕种、收获、养蚕、纺织，同时安排衣食，十分辛苦。《无逸》出自《尚书》，内容表达了人们应先知道百姓从事农业劳动的艰辛，不要贪图安逸。《尚书》和《诗经》约成书于 2500 年前，对农业生产与百姓生活都极重视。

阅读《宋史》中有关宋真宗的记载，可知他即位之初，勤于政事，继承了祖先关心和发展农业的传统，百姓生活比较稳定，社会经济繁荣，史称咸平之治。

吴其濬在《植物名实图考长编》中还转录了明代徐光启《农政全书》内

写下的一段话：

"往时宋真宗因两浙（宋代设有两浙路，辖今江苏省长江以南及浙江省全境）旱荒，命于福建取占城稻三万斛散之，仍以种法下转运司示民，即今之早稻也。初止散于两浙，今北方高仰处，类有之。"

以上文字说明宋真宗在救灾过程中也不忘传播稻的良种，且地区还逐步扩大。因此吴其濬不但收录了他的故事，还作出无异于《豳风》《无逸》的高度评价。并提醒后人，尤其是老百姓的父母官要特别重视农业，时刻不忘百姓生活的艰辛，关心他们的衣食住行。

宋真宗引入良种的稻 Oryza sativa L. 属禾本科植物，为亚洲热带广泛种植的重要谷物。我国南方为主要的产稻区，北方各省也均有栽种。种子是人们重要的粮食之一，尤其是南方人多食米饭。颖果发芽后制成的谷芽，是常用传统中药材，具有消食化积、健脾开胃的功能。随着社会的变化，科学的进步，国内外经过多年的研究和实践，稻的栽培品种甚多，各有特色，在产量和质量方面都逐步提高。以我国研究的超级杂交稻为例，袁隆平和他的助手及团队经过多年艰苦卓绝的探索之路，取得了优异的成绩。1979 年 4 月袁隆平在菲律宾马尼拉国际水稻研究所宣读了《中国杂交水稻育种》的论文，第一次将中国杂交水稻的技术路线向国际水稻界公开报道，袁隆平和中国的杂交水稻走出了国门。其后经过不懈的实践和探求，尤其是近 20 年在多地种植均获得高产。2017 年 10 月 15 日，袁隆平团队选育的超级杂交稻品种"湘两优 900"，在河北省硅谷农科院超级稻示范基地，通过测产验收，平均亩产 1149.02 千克，创造了世界水稻单产的最新、最高纪录。高产的关键主要是采用了良种、良法、良田、良态四良配套栽培技术，缺一不可。其中良种是核心，良法是手段，良田、良态是基础。"良种是核心"突出了良种的重要性。2017 年 9 月袁隆平院士又宣布："近期在水稻育种上有了一个突破性技术，可以把亲本中的镉或者吸收镉的基因'敲掉'，亲本干净了，种子自然就干净了。"证明育种可以除去有毒物质，保证质量，人们就不用担心大米中的镉超标会影响健康。1000多年前宋真宗虽已看到良种的重要，并被《湘山野录》用文字记载下来传给后人，是中国农业史上不可多得的资料，但稻种是从国外（越南）引入的，现在中国已育成杂交水稻，并在全球三十多个国家和地区种植，为世界人民造福。此外，"海水稻""巨型稻"的研究也获得新的突破。在传承祖先经验的基础上，创造性的努力向前推进。

受到宋真宗重视并引入良种的绿豆 *Vigna radiate*（L.）Wilczek 属豆科植物，世界各热带、亚热带地区广泛种植，我国南北各地均有栽培。种子可药食两用。药用首载于《开宝本草》，名菉豆，为解毒去热良药。食用很普遍，可直接煮食，如夏季做成解暑的绿豆汤，亦可与百合、莲子、山药等煮成绿豆粥。食品工业常提取淀粉，制成粉丝和多种糕点，如绿豆糕、百合绿豆酥等，是广受大众喜爱，尤其是老年人爱吃的食品。吴其濬在《植物名实图考》"绿豆"条中，就收录了宋代官吏兼诗人陈达叟赞美绿豆粉丝的诗句："碾彼绿珠，撒成银缕，热鬻（音 juān）金石，清彻肺腑。"证明绿豆粉丝在宋代已成美好的药膳。近年吴晓菊等报道，以绿豆和牛乳为原料制成绿豆干酪，将植物蛋白和动物蛋白结合在一起，显著提高了普通干酪的营养价值和保健作用，也改善了传统干酪的风味。余飞等研究，在绿豆乳制品中应用酶解绿豆粉比应用普通绿豆粉或预糊化绿豆粉效果优越。因为绿豆粉经过酶解后，变

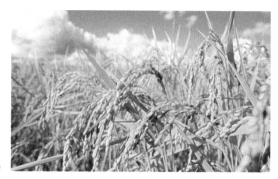

图 60：超级杂交稻

成可溶性糖、氨基酸、多肽等小分子化合物，有利于人体的消化和吸收，大大提高了营养价值。除制成上述食品外，种子发成豆芽是常用蔬菜。

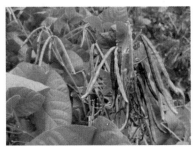

图61：绿豆

　　由于绿豆种子在药用和食用两方面均需求量大，是重要的经济作物，必需产量高、质量好。宋真宗当时引入籽粒大、结实多的良种，是提高产量的有力措施。现在国家已把种植绿豆列入现代农业产业技术体系中，对育种研究也取得显著成效。参考宋真宗留下的经验，从印度引进抗病品系和高蛋白品系；从亚洲蔬菜研究发展中心（AVRDC）引进中绿1号、中绿2号等，对我国绿豆生产起到了推动作用。除由国外引入良种外，我国科研人员还采用杂交、诱变、系统选育等方法，如利用 γ 射线诱变培育出的晋绿豆2号，不但适应性广并且产量高。再如陕西榆林市横山区农业技术推广中心，应用系统选育法培育出榆绿1号，该品种性状稳定、抗逆性强、高产稳产、品质优良，用于全市和生态条件相近地区绿豆品种的更新换代。为了继续提高绿豆的育种水平，要更广泛的收集种质资源并进行分析鉴定，培育出各地区最适合种植的良种，更能满足广大人群需要。

（洪恂　南京中医药大学）